Grüße aus dem Kokon

Heike Langweiler

Jeder Mensch hat einen inneren Arzt

Albert Schweitzer

Grüße aus dem Kokon

Heike Langweiler

Texte und Bilder für Betroffene und Angehörige
von Long Covid / CFS

Ich möchte Euch
Leichtigkeit, Mut, Verständnis und Anregungen
schenken.

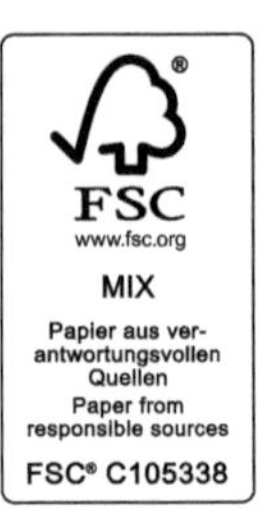

Bibliografische Information der Deutschen Nationalbibliothek: Die Deutsche Nationalbibliothek verzeichnet diese Publikation in der Deutschen Nationalbibliografie; detaillierte bibliografische Daten sind im Internet über dnb.dnb.de abrufbar.

Mail: Eigenverlag.HL@gmx.de

Verlag: BoD · Books on Demand GmbH, In de Tarpen 42, 22848 Norderstedt, bod@bod.de

Druck: Libri Plureos GmbH, Friedensallee 273, 22763 Hamburg

ISBN: 978-3-7693-1693-3

Inhalt

Guten Tag!

Ich bin 54 Jahre alt, mit meinem Mann und meiner nun 12 jährigen
Tochter, Hund und Hasen lebe ich in Ulm.
Seit Februar 2022 bin ich von Long Covid betroffen.

Schön, dass Ihr diese Zeilen in die Hand bekommt.

In der vielen Zeit, die ich in Stille hatte und habe, haben sich Gedanken
geformt, die mir geholfen haben, die Krankheit anzunehmen und
Leichtigkeit in diesen so schweren Gesundungsweg zu bringen.

Einige der Gedanken habe ich im Verlauf von nun fast drei Jahren
aufgeschrieben und gezeichnet In der Hoffnung, dass sie manchen von
Euch Mut und Trost spenden oder auch zu einem Austausch zwischen
Betroffenen und nicht Betroffenen führen, habe ich sie in dieses Büchlein
gesetzt.

Vielleicht gibt es Impulse, um zu verstehen was in uns vorgeht, wenn wir
so scheinbar inaktiv dort liegen. Also spreche ich Betroffene und
Angehörige gleichermaßen an.
Dies ist keine Ratgeber, auch wenn ich Anregungen gebe.
Es gibt mittlerweile sehr gute Podcasts und Bücher.
Auch mehr und mehr Fachleute können kompetent helfen.

Mein Beitrag ist eher ein emotionaler.
Ich möchte dem Schweigen eine Stimme geben.
Eine Stimme, in der Betroffene sich gesehen fühlen und auf gute
Gedanken kommen.
Und eine Stimme, die zum Dialog einlädt.
In Allem ist es mein größtes Anliegen Mut und Zuversicht weiterzugeben.
Dabei spreche ich trotz alter Schreibweise Menschen aller Gender an.
Ich bin noch nicht gesund, aber ich bin sicher, ich werde es.

Zeit ist kostbar....

dann mal los:

Herzlich,

Heike

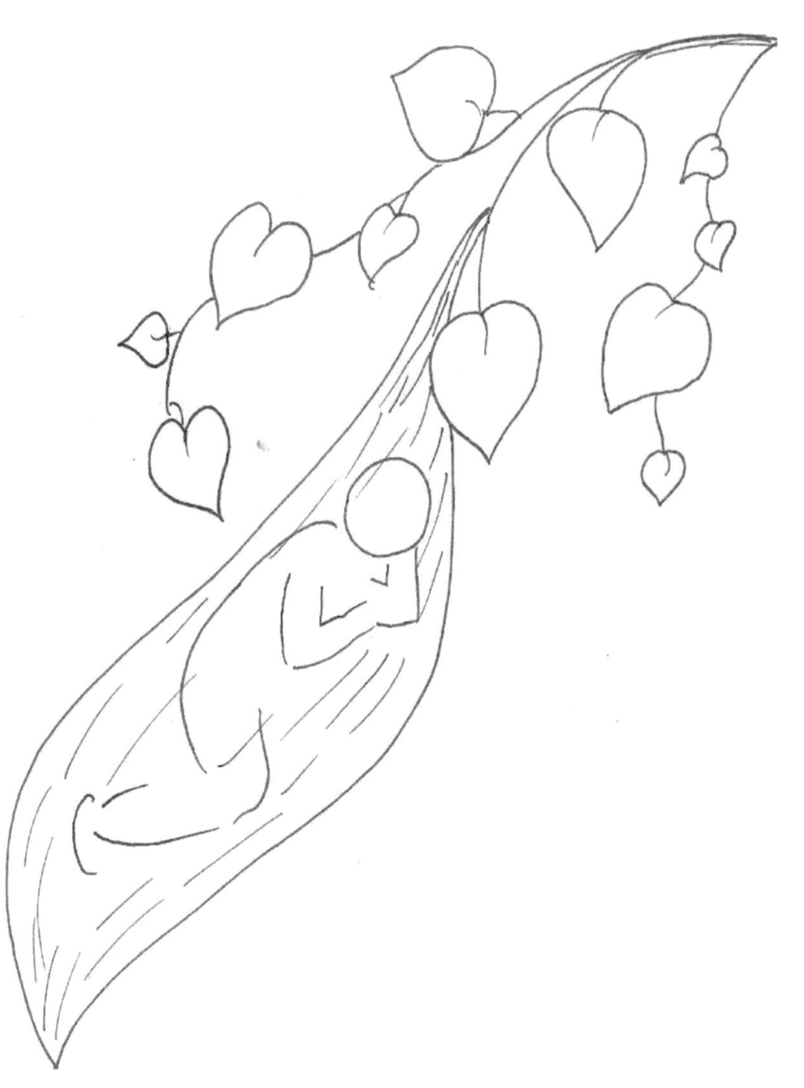

1 Grüße aus dem Kokon

Ich spinne. Kann ja nicht anders sein. Ich liege im Bett und kann nicht
mal ein Buch halten. Stell Dich nicht so an. Du spinnst. Ja ich spinne,
aber nicht so.
Ich spinne mir einen Kokon.
Gerade ist wieder meine Pause dran. Nach einer Stunde hat die brave Uhr
gebrummt, und ich lege den Draht zur Seite. Gern hätte ich den Kranz
noch fertig gebunden. Naja, es ist eben Zeit für meine Pause. Kokon Zeit.

Ich habe das unglaubliche Glück, ein eigenes Zimmer zu haben. Ich ziehe
die Tür zu und die kuschelige Decke über mich. Ich habe meine Ruhe.
Einen echten Kokon auf und zuzumachen wäre Wahnsinn. Aber in mir drin,
da spinne ich weiter. Heute ist wieder die Schutzschicht dran. Geduldig
lege ich einen Faden über den anderen und baue mir eine Hülle. Mein
Nervensystem kann diese Hülle gut gebrauchen. Seide! Atmungsaktiv,
edel, luftig und stabil.

Ob ich nun eine Raupe oder eine Made bin, ist zweitrangig. Ob ich
Beinchen habe oder nicht. Ich kann und will sie eh gerade nicht bewegen.
Hm, ich bin doch lieber eine Raupe, der Seide wegen und weil ich dann
ein Schmetterling werde.

Gestern, in meiner Kokon-Zeit habe ich noch mehr „`rumgesponnen". Mir
war, als spürte ich schon die Farben, die ich später mal annehmen werde.
War da nicht tief in mir verborgen dieses glänzende Dunkelblau und ein
Tupfer Pink? Und Schwarz, Rot, meine Tangofarben. Ah hier, ein kräftiges
Waldgrün, Frühlingsgrün...

Der Schmetterling flattert luftig leicht von Blüte zu Blüte, wo er verweilt.
Ich sehe mich schon mit geruhsamer Leichtigkeit, vom Wind getragen. Im
frischen Farbkleid werde ich fliegen und immer wieder innehalten. Dabei
schnuppern und mich nur vom Besten, nur vom
Nektar ernähren.
So spinne ich mir meine Zukunft zusammen.

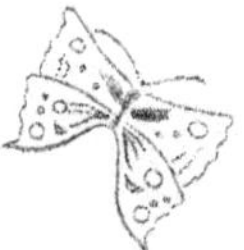

Ach, ist das schön zu spinnen.

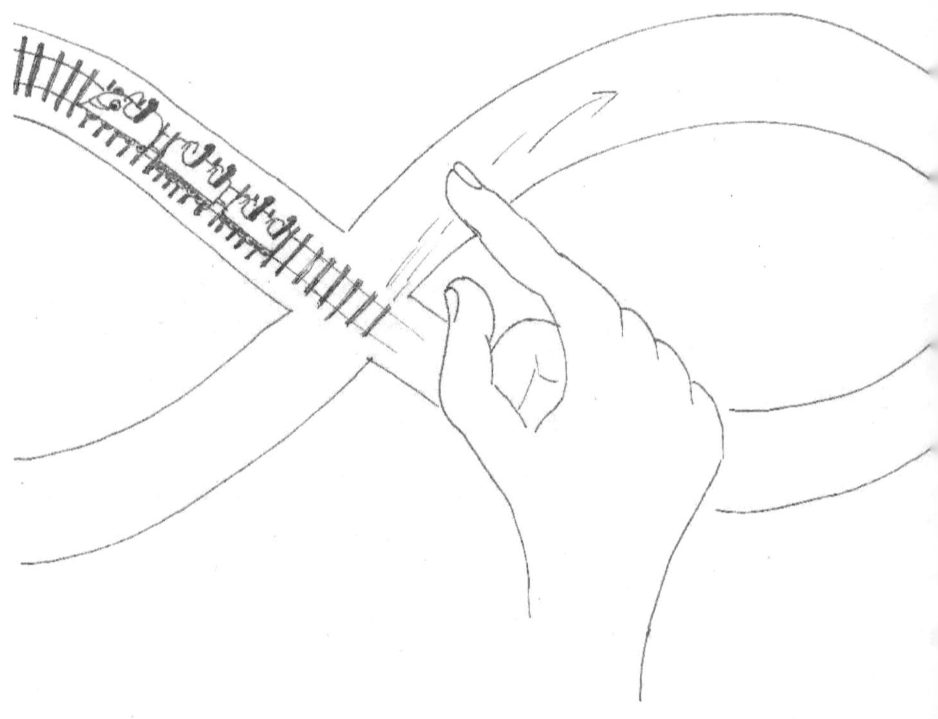

2 Achterbahn

Erst geht es hinauf: langsam, mit Spannung, Kribbeln, Erwartung,
Steigerung.
Dann läuft es ganz kurz normal und grade...
Und plötzlich stürzt es hinab: Explosion, Raus-schreien,
Ausnahmezustand, keine Kontrolle, anderes Kribbeln.

Beides, also das Hoch und das Hinunter sollen ja bei einer Achterbahn
glücklich machen, Hormonausschüttung und so, sagt man. (Ich kann das
nicht so nachvollziehen.)

Was bitte soll das mit dieser Krankheit zu tun haben?
Doch doch:

Erst trainierst du Pacing: Schritt für Schritt, gaaaaanz langsam,
konzentriert, Pausen halten, ruhig weiter machen. Du bist in Ruhe, aber
konzentriert, kontrolliert.
Und dann gibt es Momente, da konzentrierst du dich nicht so, es läuft.
Es läuft, einfach so , locker, normal wie früher...
ACHTUNG - wenn es sich anfühlt wie früher, dann ist es aller höchste Zeit
innezuhalten. Geübte wissen, jetzt ist es ruck zuck zu viel und dann folgt:
Absturz, Frust-schrei, Ausnahmezustand, ausgeliefert, keine Kontrolle.

Jetzt hilft nur das Wissen, es wird eine Talsohle geben, und von dort geht
es wieder aufwärts, Schritt für Schritt.
Wechselnde Extreme. So ist diese Krankheit. So wie die Achterbahn.

Die Kunst ist es, die Ausschläge abzuflachen. Kontrolle behalten an der
richtigen Stelle und dennoch die Lebensfreude beibehalten (oder immer
wieder neu zu entdecken).
Es ist wahrlich eine Kunst.

Kennt Ihr die liegende Acht? Genial, um die
Sinne zu zentrieren.
Das ist jetzt meine bevorzugte Achterbahn.

Die Andere ist nicht so mein Ding.

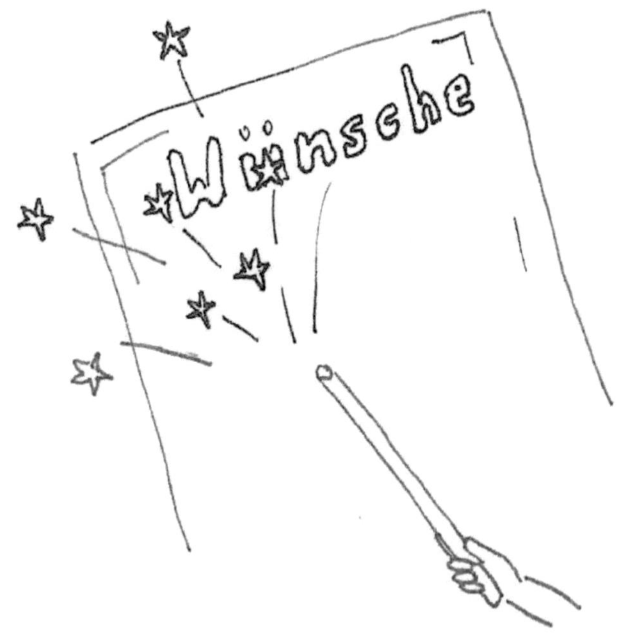
Wünsche

3 Wunschzettel

Gesund sein
Gesund sein
Gesund sein

Frieden um mich und überall

Ruhe – Wärme – Sicherheit – Zuversicht - Gelassenheit

Sag es mir, wenn auch Du nicht mehr kannst.
Bleibe stark, es tut mir gut, mich immer mal anzulehnen.
Bleibe ehrlich.

Frag mich, ob ich eine Pause brauche, mit Blicken, mit Worten, mit
Gesten. Unauffällig. Liebevoll.
Frag mich, was heute geht. Ich weiß selber nicht, wann ich wieviel Kraft
habe, darum brauche ich viele Absprachen.

Sei aufmerksam, falls ich sage, ich bin etwas k.o. Sperre bitte die Ohren
weit auf und wisse, es ist angesagt S O F O R T etwas zu verändern.

Sei bitte pünktlich, wenn ich eine viertel Stunde warte, ist das manchmal
schon die Hälfte meiner verfügbaren Zeit .

Erdulde, dass das Miteinander jetzt nicht so ist wie früher. Wisse, es tut
mir selber leid.

Nimm mich ernst, auch wenn ich völlig verrückt zu sein scheine.
Verstehe, dass meine Nerven blank liegen 24 Stunden am Tag.

Verzeih, wenn ich unberechenbar bin.
Verzeih, wenn ich sehr mit mir beschäftigt bin.
Verzeih, wenn ich schlecht gestimmt bin.
Verzeih, wenn ich Ruhe und Schlaf brauche und Du nicht.
Verzeih, wenn ich nicht so flexibel bin wie sonst.

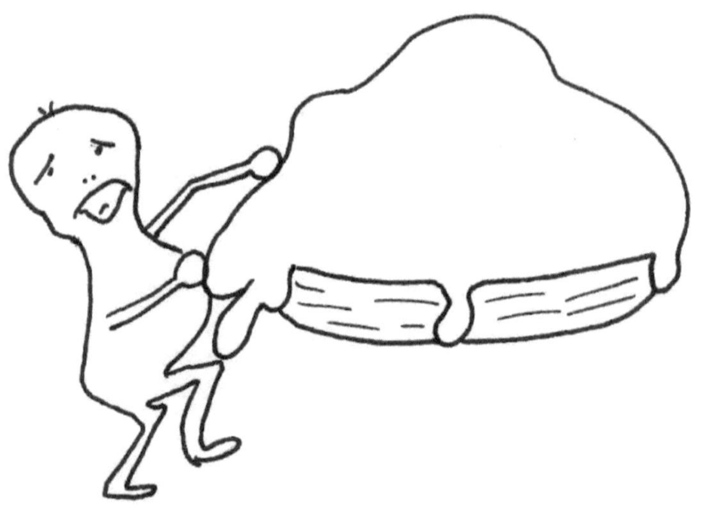

4 „Wie geht´s?"   --   „Griesbrei!"

Lange dachte ich, die Frage sei gut. Nett, dass Du fragst... Ich erwartete
genau wie meine Umgebung, dass nun endlich mal die Antwort lautet „Ja
es wird besser".
Das bildet man sich ja gerne ein, und so war ich das auch gewohnt.
Es wird aber nicht besser. Zumindest nicht in den Abständen, in denen ich
gefragt werde.
Und jetzt?
Soll ich meine Symptome aufzählen?
Die aktuellen Grübeleien kundgeben?
Hey, das ist nicht zusammenzufassen.
Ich habe mir angewöhnt in Prozent zu antworten, also z.B.:
„Meine Körperkraft ist bei 30 %, die mentale bei 40% und die Psyche bei
ca.20 %."
Die meisten Menschen staunen ein wenig und sind mit der Antwort
zufrieden.

Manchmal antworte ich auch mit „Griesbrei",
Das heißt so viel wie: „Kennst Du das Bilderbuch vom Schlaraffenland?
Stoffel und Lise fliegen mit dem Traumschiff davon. Sie bekommen jeder
einen Löffel in die Hand.
Damit müssen sie sich durch eine sehr, sehr dicke Wand aus Griesbrei
futtern. Dahinter liegt das Phantasialand. Dort wachsen Uhren auf
Blumen, Brezeln auf Bäumen und Tauben fliegen gebraten in den Mund.
Aus Brunnen fließen Limonade, Kaffee, Wein und Sekt..."
Kleine Übersetzung gefällig?
Der Griesbrei ist der Luxus, das Ausruhen. Zeit haben, auf dem Sofa
sitzen, nix tun. „Toll, dass Du so viel Zeit zur Muße hast." höre ich.
Äh -.......- NEIN!
Ich habe keinen Bock mehr auf Griesbrei! Es reicht mir schon lange!
Und das Land dahinter? Alles, was hinter dieser Krankheit liegt, muss
phantastisch sein!

Wir geben nicht den Löffel ab! Wir halten durch, teilen unseren Brei und
wissen, dahinter liegt eine bessere Zeit!

5 Löcher

Dunkel, Tränen, Leere, ...
Na gut, jeder hat wohl mal ein Tief.

So, hier ist nun ein Loch in einer Dimension, wie ich es noch nicht kenne.
Nicht nur die Kraft-, sondern auch die psychischen Reserven sind
aufgebraucht. 8 Monate habe ich mich nun x-mal an den eigenen Haaren
aus dem Sumpf gezogen. Eine kleine Aufregung lässt mich zittern. „ich
kann nicht mehr" Bett, Heulen, Verzweiflung.
Loch   !
Mit dem Gedanken an das Loch kommt in der Regel die Entspannung, ich
weiß ja, wie das geht.
Diesmal nehme ich wahr, dass das Tiefer ist als Alles, was ich kenne.

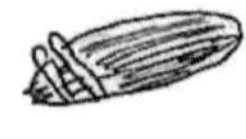

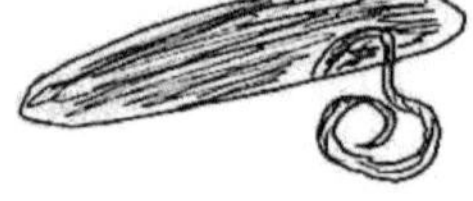

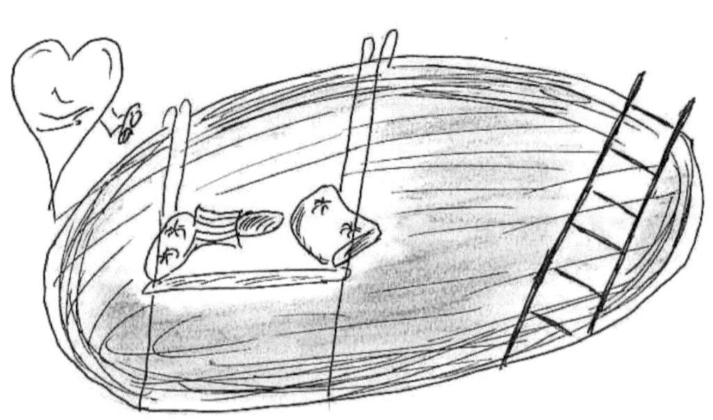

An der Hand einer sehr geduldigen Therapeutin habe ich vor 20 Jahren
gelernt, dass ich mutig fallen kann. Ich werde unten ankommen. Und egal
wie zerbröselt ich unten ankomme, dort unten brauche und habe ich Zeit.
Einfach da unten sein, meine Ruhe haben, dann beruhigt sich etwas. Und
irgendwie bin ich dann durch und nicht mehr drin.
Komm, jeder hat mal ein Loch, oder?!
Aber das hier ist gemein, tief!

Boah, ist das heute schwer auszuhalten.
Plötzlich funkt ein Gedanke, trotzig kommt ein Bild:
Kann mir jemand eine Leiter reichen?
Hatte ich hier nicht immer eine Strickleiter? Nee, die ist mir diesmal echt
zu wackelig!
Ich will eine Leiter, die mir gereicht wird! Ich will nicht mehr, ich will hier
raus! Und ich will, dass mir geholfen wird.

Kennt Ihr das, über die eigenen Gedanken staunen?
Ich schmunzel.
Ich schreibe meiner Freundin: „Kannst Du bitte mal eben einen Aufzug für
Löcher erfinden? - Gerne gepolstert.“
Prompt klingelt das Telefon: „Sie haben den Notknopf gedrückt?“

Zugegeben, das Glück, so eine Freundin zu haben, und die ist dann auch
noch online, das ist etwas ganz Besonderes. Und nach Ausheulen,
Verstanden sein und Lachen bleibt vor allem eine riesige Portion
Dankbarkeit.

Ich wünsche Euch freche Gedanken an der passenden Stelle, Mut um Hilfe
zu bitten – und natürlich solche Freunde!

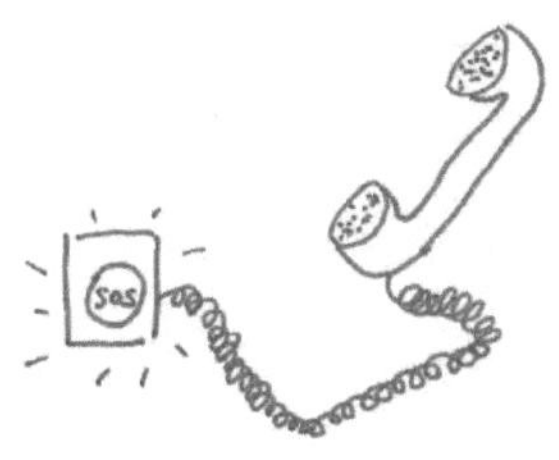

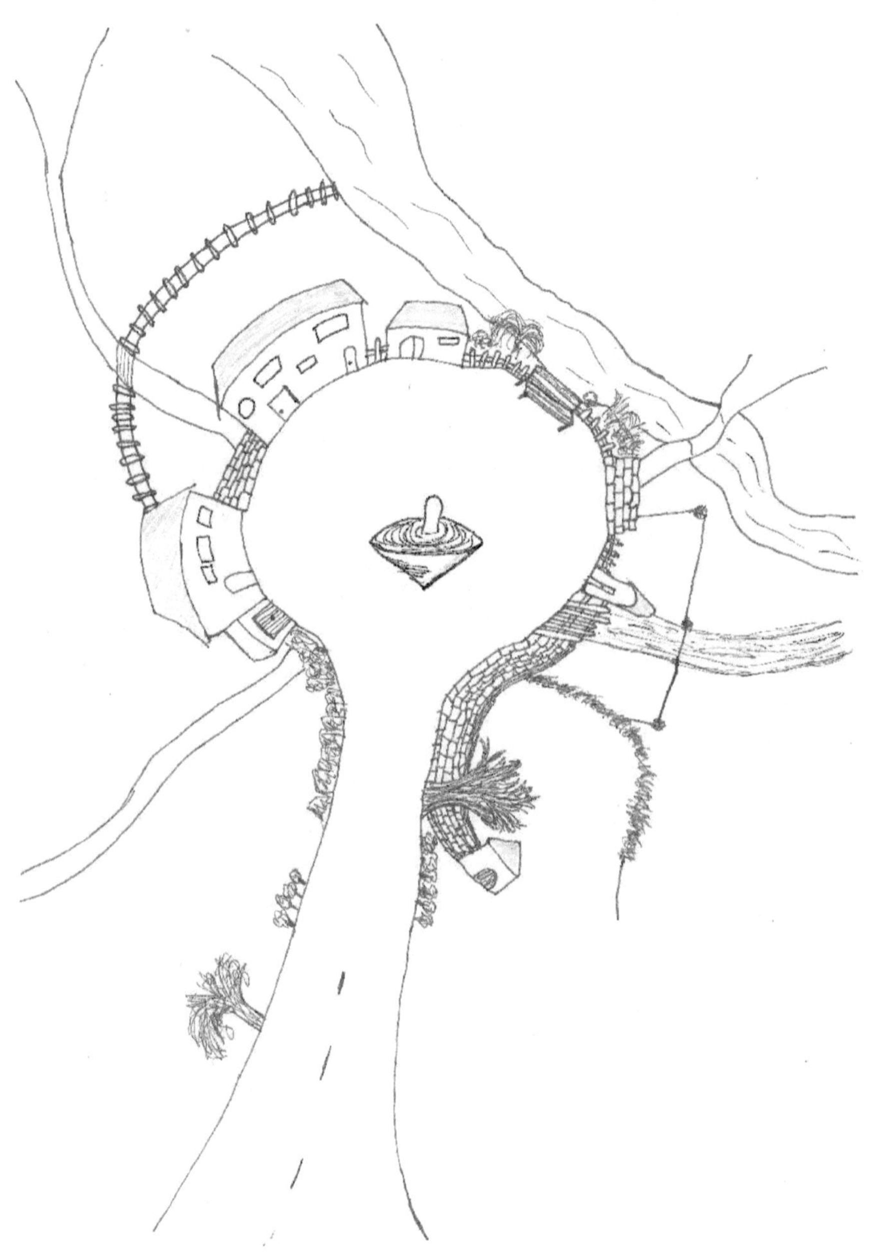

6 Sackgasse

Ich habe viel Zeit nachzudenken, klar, wenn ich da so rumliege.
Und ich habe genügend Baustellen im Leben, also genug Denk- Stoff.
Kennt Ihr das? Trotzdem geht es oft einfach nicht weiter. Man denkt und
denkt und denkt, und es kommt nix dabei rum.

In einer physiotherapeutischen Behandlung wird mir mal wieder auf so
ganz andere und sehr wunderbare Weise der Kopf verdreht oder gedreht,
und ich bemerke ein Stoppen. Die Bewegung blockt in mir. Es geht nicht
weiter. So wie in meinen Denkbahnen.
Mir kommt das Bild einer Sackgasse.

Und genauso fühle ich mich.
Diese Krankheit fühlt sich auch immer wieder wie eine Sackgasse an. Da
stecke ich nun, es geht nirgends weiter, überall werde ich nur blockiert.
Für die Seele tut Bewegung gut. Bewegen kann ich mich nur wenig. Für
den Körper tut Ruhen gut. Das ewige Ruhen geht mir auf die Stimmung.
Was tut man in einer Sackgasse? Sich umgucken, umdrehen, immer
wieder, „wo geht es hier weiter?" Gucken, drehen, schauen, drehen...
und da ist es die Kunst, nicht durchzudrehen!
Durchdrehen in der Sackgasse....
Der Physiotherapeut hat „einfach" ein Stück zurückgedreht und einen
anderen Weg gefunden. Da bewegte sich der Kopf weiter. WOW!
Ja, manchmal geht es ein Stück zurück. Und dann findet sich der neue
Weg.
Und manchmal halte ich inne und muss zugegebenermaßen lange warten,
bis ich ruhig werde und mich überhaupt erst wieder umgucken kann. In
solchen Momenten ist es zauberhaft, gehalten zu sein. Dann sehe ich das
Schlupfloch, die Treppe oder den
Abzweig.

Bloß nicht durchdrehen. Ganz wichtig.

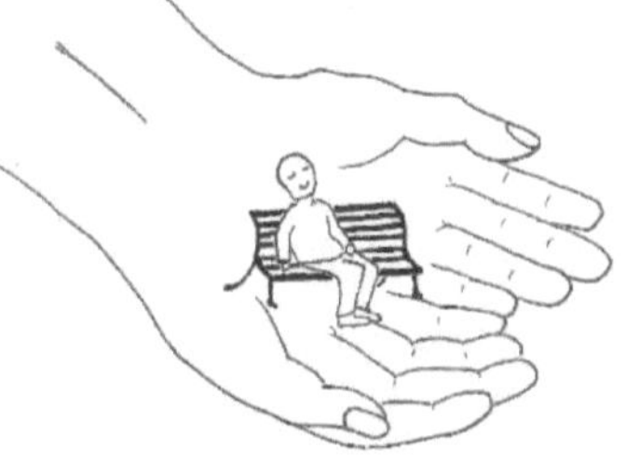

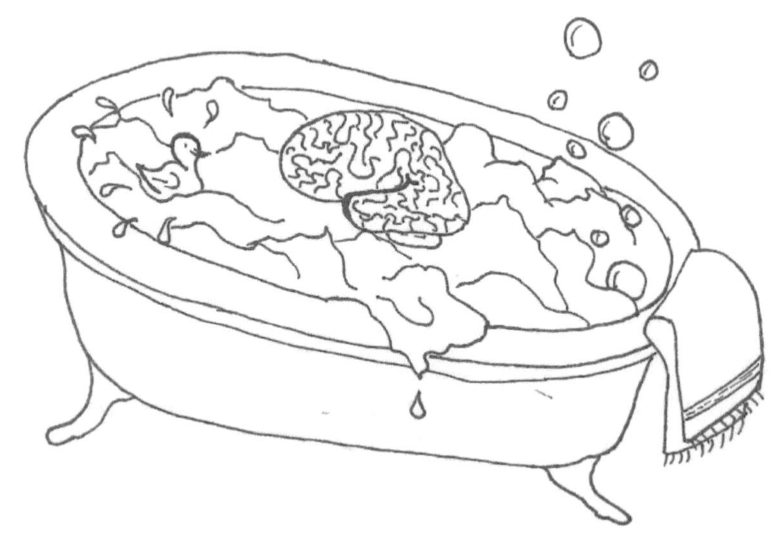

7 Brainbath

Ich habe eine Stunde Zeit! Ich gönne mir bei den Energiepreisen ein absolutes Bonbon für den Körper. Ich nehme nur das beste Lavendelöl, schließlich wird mein größtes Organ damit umhüllt. Hmmmm. Die Vorfreude beim Einlaufen lassen. Die 5 Minuten, die, weil sie begrenzt sind, von mir äußerst effektiv gefüllt sind. Es verschwinden Dinge von der Treppe, Stühle werden freigeräumt, Klamotten vom Lüften aufgeräumt. Und dann der Temperatur Check, die Zehenspitzen, Vorfreude....Hineinsinken, Loslassen! Badewanne! Jedes Mal nehme ich mir ein Buch mit, das ich dann liegen lasse. Ich lege mir Musik zurecht, die ich dann ausstelle. Ich bin so voll und ganz mit Genießen beschäftigt. Fühlen, Riechen und wieder Fühlen. Wie das Wasser durch die Finger gleitet...

Ich bade gerne! Und auch wenn das Aufstehen fast immer schwerfällt, ich weiß, jetzt hab ich mir eine Stunde etwas Gutes getan. Und nach der Nachruhe ist das abgeschlossen und wirkt.

Und nun? Jetzt gerade braucht mein Nervensystem etwas Gutes.
Wirklich Baden ist oft zu anstrengend. Das geht nur sehr selten.
Eine Badewanne für das Gehirn?
Die Vorstellung, dass es in Wohlsein badet, sich ausdehnen und mal
einfach loslassen darf. Rundum geborgen in bestem Balsam. Klingt gut,
also, wie war das?
Zeit nehmen, vorbereiten. Während das Wasser einläuft, passiert schon
ganz viel in mir (so was wie Vorfreude), Temperatur checken, beste Düfte
(erinnern) , in Ruhe lassen, Stille, Ausruhen, Genießen....
Und abschließen, zufrieden sein.

Eine Badewanne fürs Gehirn- probier´s mal.

Wenn wir schon „Waldbaden" gehen mit Bademeister und
Schwimmunterricht (!)
Dann können wir auch „Brainbathing" machen!

Ach, ihr meint, das gibt es schon und heißt Meditation.
Möglicherweise ist es sehr ähnlich oder sogar noch toller. Nur - angeblich
muss, soll, kann man „richtiges meditieren" lernen, das klingt mühsam
und anstrengend.
Baden muss man nicht lernen.

Ich mache Brainbathing, Modell „Vollbad", versteht sich!

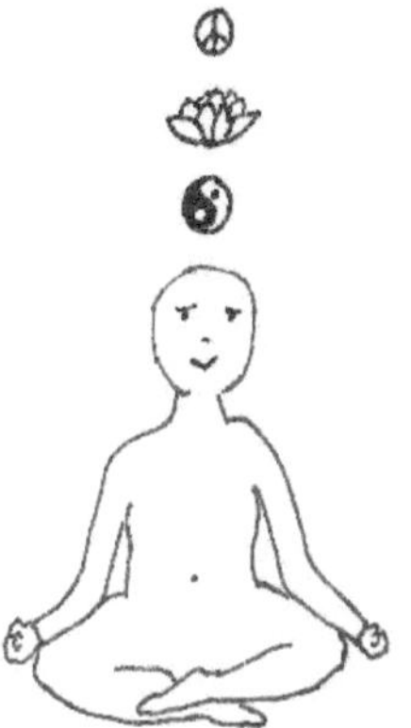

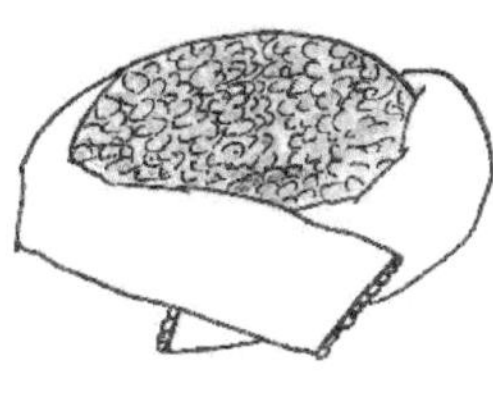

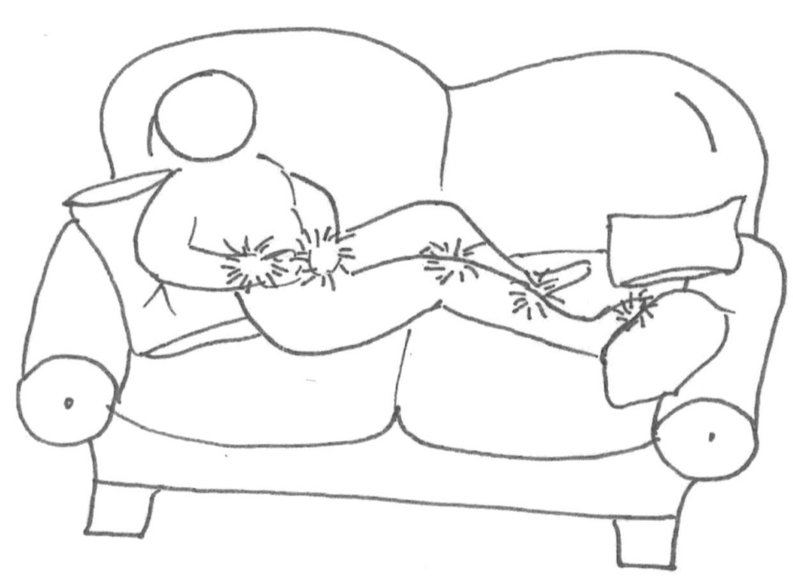

8 Das Hot-Spot-Spiel

Du liegst mal wieder rum und hast nix zu tun - Lust auf ein Spiel?
Mal angenommen, Du könntest Dir vorstellen, wie es sich anfühlt, Ruhe zu
haben.
Und mal angenommen, es wäre möglich, dass Du Dir vorstellen kannst,
dieses Gefühl an einzelnen Körperstellen in Dir zu fühlen.

Dann könnte es sein, dass Dir dieses Spiel Spaß macht:

An jeder Stelle, an der sich 2 von Deinen Körperstellen berühren, lässt Du zwei Gefühle entstehen.

Spielablauf:
Welches Gefühl oder welche Empfindung ist mir gerade wertvoll?
z.B. Wärme, Ruhe, Frieden, Gelassenheit, Freude, Entspannung...

Wie fühlt sich das genau an, wie breitet sich das aus?
Denk Dir: „Ich hab das schon mal gefühlt, wie war das noch?"

Lass Dich überraschen, wie gut Dein Körper sich erinnert.
Dann den Körper erforschen: Wo berühren sich zwei meiner Körperstellen?
Dort entsteht dieses Gefühl. Es wird quasi aus der Verbindung der
Körperstellen heraus geboren. Und von dort breitet es sich aus. Es strahlt
heraus wie ein Hotspot.

Z.B.: Ich hätte gerne innere Ruhe. Ich habe eine vage Erinnerung, wie
sich das anfühlt, dann spüre ich nach:
Die Lippen berühren sich, dort entsteht Ruhe, die sich ausbreitet.
Die eine Hand liegt auf dem Arm, dort entsteht Ruhe, die sich ausbreitet.
Die Beine liegen aneinander, dort entsteht Ruhe, die sich ausbreitet.

Ein besonderer Reiz entsteht, wenn Du Dir 2 Gefühle vorstellst, und die
treffen und verstärken sich dann am Hot-Spot.

Z.B.: Wärme und Gelassenheit, meine Hand liegt auf dem Bauch, von der
Hand kommt die Wärme, vom Bauch die Gelassenheit, sie treffen sich und
verstärken sich und breiten sich aus....

Meine Lieblings-Empfindungen:
innerer Frieden, Liebe, Heiterkeit, Leichtigkeit, Geborgenheit, Vertrauen

Gewonnen hat –   jeder :-)

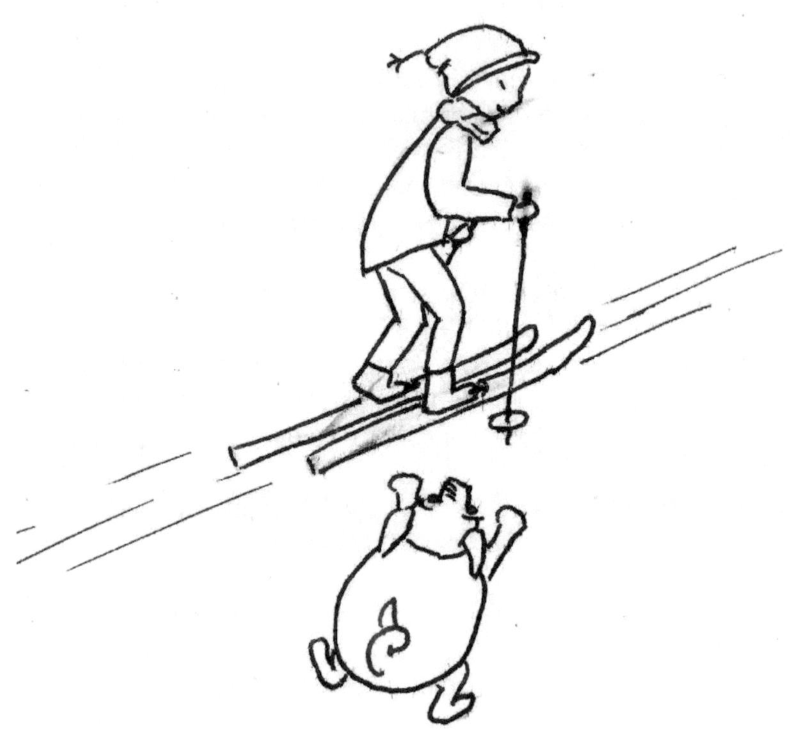

9 Der Schweinehund

Unsere erste Begegnung hatten wir beim Halbstundenlauf in der
Mittelstufe. Ungezählte Runden auf der öden Tartanbahn. Ich habe nur
weiter gemacht, weil ich sonst als erste ausgeschieden wäre. Eine halbe
Stunde laufen! Da fragt schon ein Kindergartenkind: „Warum?"
In der Mittelstufe sollte man schon eine kluge Antwort parat haben. Ich
hatte keine. Aber man will ja dazu gehören, also: Weiterlaufen!
Und da lernte ich also meinen ganz persönlichen Schweinehund kennen.
Zunächst tat er so, als wäre er eine schwere, zähe Decke, die mich
einfach nur nach unten ziehen will. So richtig fassen konnte ich ihn noch
nicht, kämpfte aber aus oben beschriebenen Gründen tapfer gegen ihn
an. Gleichzeitig begann die innere Diskussion – ja mit wem? Später nannte
ich ihn den Schweinehund. Weitermachen, laufen.... Und so ganz
nebenbei und unvermittelt kam dann das Wunder der
Adrenalinausschüttung. Cool, das volle Siegesgefühl. Gegen wen? Naja,
ich stelle mir lieber vor, ich gewinne gegen den Schweinehund, ich
kämpfe doch nicht gegen mich selber, ich bin doch nicht blöd – oder ? !

Es gab also weitere Begegnungen.
Am liebsten treffe ich ihn auf Skitour. Ich war immer schon besser in
Technik als in Kraft. Bergauf braucht es aber viel Kraft und Kondition.
Vom Ehrgeiz, der Gruppe und den Verlockungen der wundervollen weißen
Berge getrieben, müssen es halt doch einige Höhenmeter sein.
Und dann geht das ungefähr so:
„Ja holla, hallo Schweinehund, bist Du jetzt schon da? Was, eine Pause
willst Du? Ne, ne, wir laufen erst eine Stunde. Lass mich mal in Ruhe, ich
mache das schon mit der Pauseneinteilung!"

„Was, eine Pause sofort? NEIN."

„Ok, Du meinst, alles ginge schon schwer und mühsam?"

„Na warte, ich kann ja die Hüfte etwas mehr bewegen, dann brauch ich
noch weniger Kraft.   Siehst'e - Ätsch" !
.....und das wundervolle Adrenalin trägt mich ein paar Höhenmeter wie
von selber...

„Och nö, - Du schon wieder?"

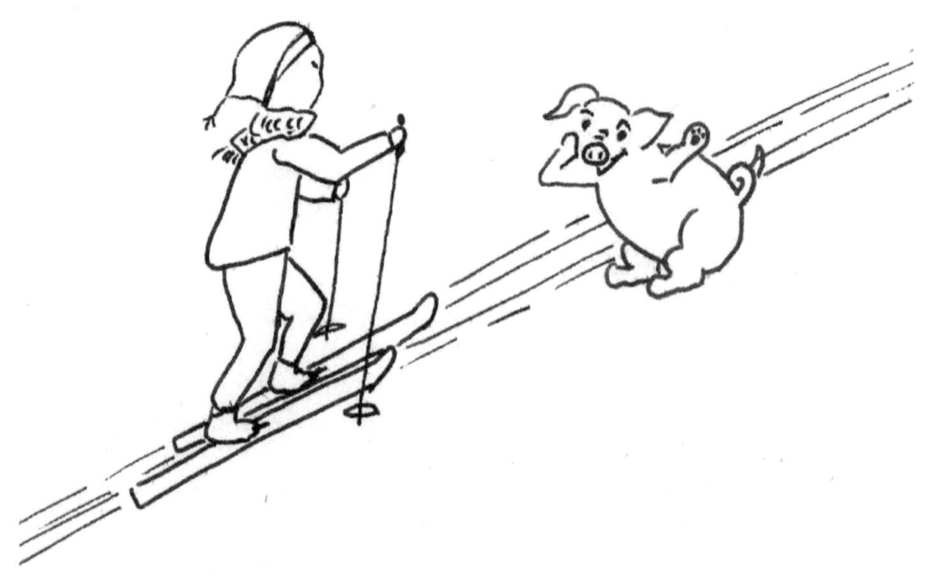

„Nix da, eine Pause gibt es erst dort an der Kuppe."
„Nein, Nein, Nein!!! Ich mach weiter!"
Adrenalin und

„...Ätsch :-)!"

Wir haben uns arrangiert und kabbeln gern miteinander. Ab und zu darf er
mich aufs Sofa ziehen. Aber im Sport reibe ich mich gerne an ihm.

Hey, wo ist der Kerl eigentlich heute ? *

„Versteckst Du Dich am Schreibtisch und hältst mich davon ab, ungeliebte
Bankdinge zu machen?"
„Bist DU das?! Oder bist Du ein Anderer?"

„Hey, komm mal raus!"

Adrenalin ist es vielleicht nicht gerade, aber Glücksgefühle kommen
schon, wenn ich das Zeug dann erledigt habe.
Gibt es einen Bewegungs- und einen Arbeits- Schweinehund? Vielleicht
noch einen Putz-Schweinehund?
Gibt es dann vielleicht auch einen Gesundheits-Schweinehund?
Sind die verwandt?

„Huhu, gibt es hier irgendwo einen Gesundheits-Schweinehund, der mein
Ziel eines gesunden Lebens boykottiert????"

„Können wir bitte mal ins Gespräch kommen?
Um was geht es Dir?"

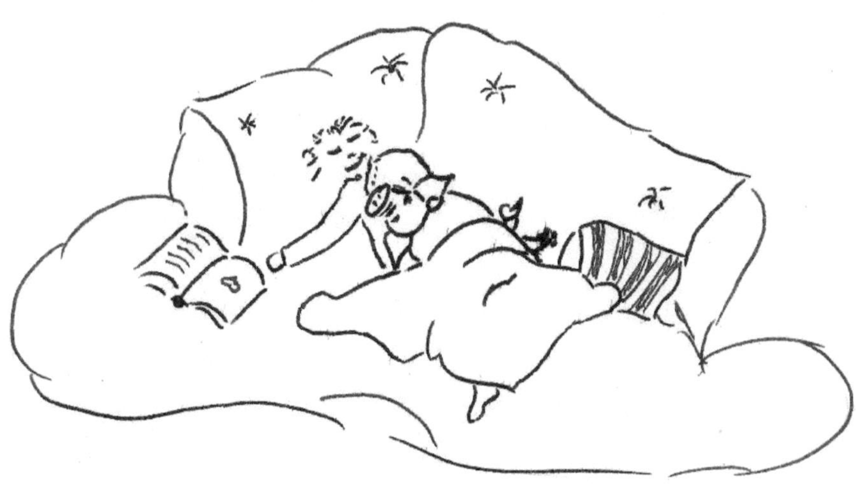

*

Entschuldigung an alle Geschlechter, es heißt nun mal DER Hund, daher
ist es für mich DER Schweinehund. Für mich ist er geschlechtslos – das
darf jede*r für sich entscheiden.

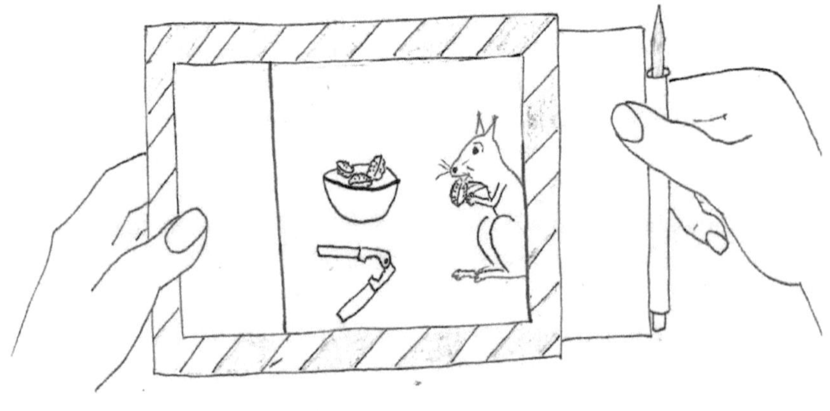

10 Zaubertafel

Manchmal fühle ich mich überall matschig. Kopfweh, die Schultern hochgezogen, Druck auf der Brust, schwerer Bauch, Schmerzen in Armen, Fingern, Beinen und Füßen. Das Liegen hilft nur bedingt. Die Gedanken wandern.

Wir hatten als Kinder diese Zaubertafeln. Grau, und der Stift war ohne Mine, es entstand eine dunkle Linie, nicht sehr ansprechend. Aber der Trick war genial.
Mit dem Schieber konnte alles einfach wieder grau gemacht werden. Man musste langsam schieben und konnte zusehen, wie die grauen Linien sich auf einer Geraden alle wieder ins Nichts aufgelöst haben. Es blieb eine frische Fläche. Zur Not konnte man auch nochmal hin und her schieben, quasi einen zweiten Reinigungsdurchgang machen. Dann war alles weg, schön von der Seite gleichmäßig verschwunden, verwandelt!

Malen, wegzaubern, malen, weg zaubern...Und das ging 10000 mal hintereinander.
Dieser Schieber, der hatte es mir angetan.

Mal probieren:
Ich setze den Schieber am Scheitel an. Das mache ich im Liegen.
Dann schiebe ich gaaaaanz behutsam und langsam, ja man durfte nicht kippeln, sonst blieben Schatten.... also gaaaanz langsam schiebe ich nach unten. Vorsichtig und ordentlich.
Und alles jenseits des Schiebers ist dann gereinigt, sauber, leer, frei, neu, hat Platz für Neues.

Cool, das geht ja!

Und es funktioniert immer wieder.

Ein Bisschen ist das wie Mittagsschlaf im Schnelldurchgang.

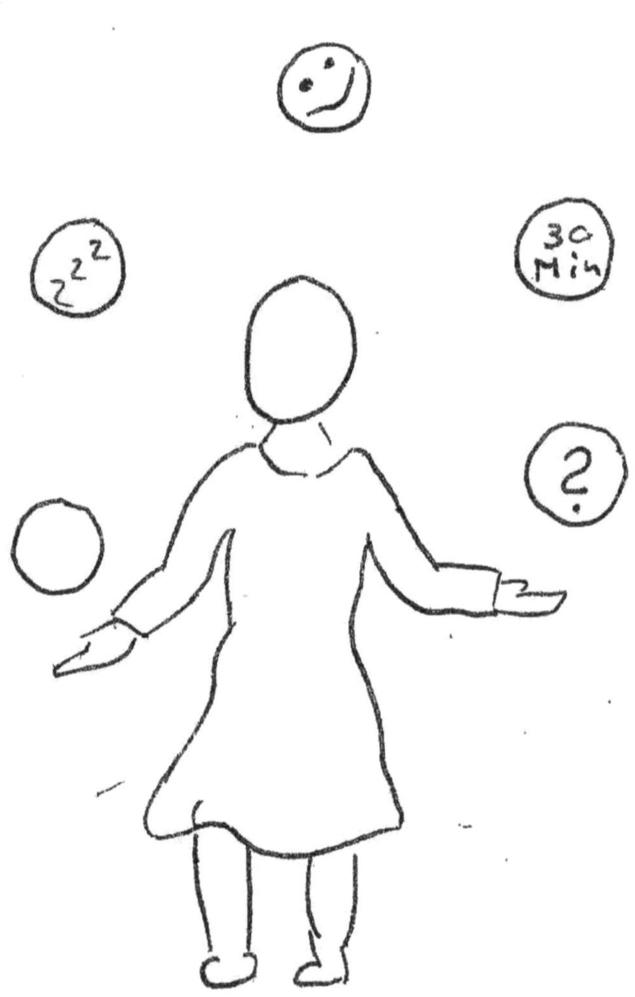

Z z z
30 Min
?

11 Die neue Währung: Krafteinheiten

Ein Tag hat 24 Stunden.
Davon schlafe ich gerne 8, bleiben 16 für den Tag.
Diese Stunden kann ich - stopp, konnte ich - verteilen: Arbeit, Haushalt,
Fahrerei, Familie, Hobby, Sport, Ehrenamt. Diese Stunden sind - stopp,
waren - verlässlich da. Wenn etwas dazwischenkam, Unfall, Krankheit
etc. musste jongliert werden, dann ging es schon wieder. So kannte ich
mein Leben.

Jetzt ist das anders.
Seit Monaten versuche ich mir die Stunden sinnvoll einzuteilen. Wann ist
Schlafen, wann ist Sitzen, Liegen, Bewegen, wann ist Denken, Ausruhen
dran?
Schwierig?

Die neue Währung heißt „Kraft". Es kann sein, dass ich am Schreibtisch in
30 Minuten mehr Kraft verbrauche als in 45 Minuten Haushalt.
Es geht also nicht um Minuten-Zeit sondern um Kraft-Zeit.
Und ganz wichtig ist jetzt, es gibt 3 Unterformen:

Mentale Kraft / Körper Kraft / Emotionale Kraft

Zur Erklärung: In der Pause hinlegen und einen Roman lesen, dabei
mitfühlen
- vergiss es.
Das wäre eine rein körperliche Pause mit gleichzeitigem emotionalem
Energieverbrauch. Bei mir funktioniert das nicht.
Eine Pause ist jetzt eine Nullstellung. Sie bedeutet
körperliche Ruhe,
Stille,
einen reizlosen Raum,
gegebenenfalls noch Trance
oder Selbsthypnose.

O.k., wie organisiere ich jetzt die Krafteinheiten?
Für die Körperkraft muss ein Schrittzähler her. Alle Apps sagen mindestens
10.000 Schritte am Tag wären gut, ha ha ha.

Wie viele Schritte verbraucht ihr, bis das Frühstück gemacht, die Vesperbrote gestrichen, der Hund in den Garten gelassen ist und ihr selber angezogen seid? Bei mir sind es ca. 350 – wenn ich spare. Da wird Nix noch extra in den Keller gebracht oder so. Für das Mittagessen brauche ich mehr Schritte. Hinzu kommt mal was Aufräumen, Räkeln, sich schütteln, kurz in den Garten zum Kräuter holen... Über den ganzen Tag sind ruckzuck 4000 Schritte zusammen. Das ist momentan mein Tagesziel, nicht über 4000 Schritte zu kommen. Und es fällt mir schwer.
Die mentale Kraft einzuteilen ist noch schwieriger. Biofeedback? Gibt es das schon erschwinglich???
Ich stelle mir am Schreibtisch den Wecker. Ich frage mich nach 30 Minuten: Wie sieht es aus? Hast Du eigentlich noch Energie? Oft habe ich keine Ahnung, lege mich hin und merke, wie k.o. ich bin.

Die emotionale Kraft zu lenken ist extrem kniffelig. Jedenfalls war es keine gute Idee, vormittags mal einen Spielfilm zu gucken. Ich heule ja schon bei Dornröschen. Das kostet Energie. Und die hole ich dann den ganzen Tag nicht mehr rein. Eine gute Idee ist das Gelassenheits- Training. Der Alltag bringt genügend unvorhergesehene Emotionen. Das Kind, das sich unbändig freut, der Hund, der nervend bellt, ein rührender Brief. Egal welcher Art die Emotionen sind, alles, was intensiv ist strengt an. Also, viel Ruhe und Nichts. Pause ist Stille!

Die Ratgeber sagen zudem, man möge nicht alle Kraft (egal welcher Art) „ausgeben", ja, immer ein wenig Reserve im Tank lassen. Wer rollt schon mit dem letzten Tropfen zur Tankstelle!

Wie sieht das also aus?
Ich stelle mir den Timer. Je nach Anforderung sind es 30 Minuten bis 2 Stunden. Danach folgt eine Kontrollpause. Manchmal kann ich nach 10 Minuten sagen, doch es gehen nochmal 30 Minuten.

Ich habe mit einer Stunde Bewegungs-Zeit begonnen. Manchmal schaffe ich nun schon 3 Stunden. Jea! Dabei spare ich Schritte und Emotionen, wo es nur geht. Und der Kopf? Ich habe entdeckt, dass ich manchmal nach 15 Minuten Stille-Pause noch ein Sudoku zum Training der Geisteskraft im Liegen machen kann. Cool diese Erfolgserlebnisse, wenn es gelöst ist!
Klasse!

Tatsächlich schaffe ich so manchmal abends noch einen Mini-
Hundespaziergang, so 500 Schritte. So gebe ich lieber Energie aus, als
noch einen Spielfilm zu gucken, beides wäre mir zu anstrengend.

Ich finde übrigens, dass es diese Uhren mit den Features, die wir
Betroffenen brauchen, für uns vergünstigt geben müsste. Für mich ist es
ein Hilfsmittel wie für andere eine Bandage.

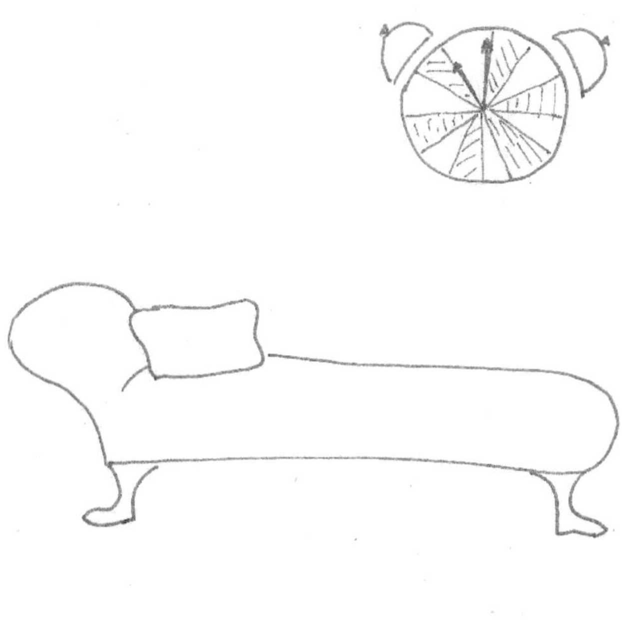

Ihr könnt an Stelle von „Kraft" auch „Energie" einsetzen.
Mir gefällt das Wort Kraft einfach so gut.

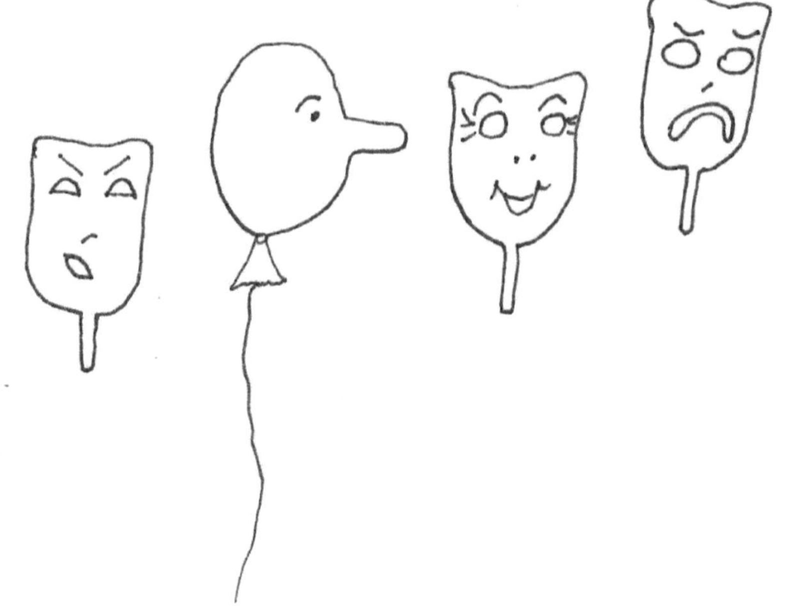

12 Die tut nur so

Ja!
Aber nicht so, als wäre sie krank, sondern als wäre sie gesund.

Ja, man merkt mir oft nix an. Kürzlich diskutierten Freundinnen, ob man
mir an dem Nachmittagstermin nun angemerkt habe, dass es mir nicht gut
ginge, oder nicht.
Spannend.

Ich will doch gar nicht, dass man es mir anmerkt. Ich will es ja am
liebsten selber nicht merken.
Ist doch klar, oder?

Wenn Ihr mal nicht gut beieinander seid, wollt Ihr auch nicht gleich, dass
es das ganze Leben ausfüllt und jeder es bemerkt. Wir schaffen uns doch
alle Inseln, auf denen verschiedene Emotionen und Stimmungen sind.

Nur ist diese Erkrankung sehr schwerwiegend und beeinträchtigt
„eigentlich" das ganze Leben.
Trotzdem gibt es Momente, in denen ich ganz „normal" wirke. Die
Anstrengung beim Reden bemerkt nicht jeder.

Wir tun so, als wären wir gesund - einfach, weil es sich auf Dauer besser
anfühlt!
Und dann müssen wir uns rechtfertigen.

Für mich besteht die Kunst darin, die Balance zwischen den Welten zu
finden.
Das heißt z.B.: Auf einem Fest dabei sein, mich unterhalten - o.k. lieber
sitzen als stehen - mitmachen. Und dann mitten im Fest abzubrechen,
mich zurückzuziehen, weil jetzt Hinlegen dran ist.
Ich verschwinde ab in den Kokon.

In gewisser Weise ist diese Krankheit unsichtbar.

13 Was geht?

In diesem Raupen- Zustand frage ich mich öfter mal: „Was geht
denn eigentlich noch?"

Liegen, Atmen, Verdauen, Essen, Denken, Fühlen
Liegen, Atmen, Verdauen bietet mir wenig Spielraum und
Varianten. Essen ist extrem bedeutend und dazu gibt es viel
Literatur. Häufiger aber noch bin ich beschäftigt mit Denken und
Fühlen.

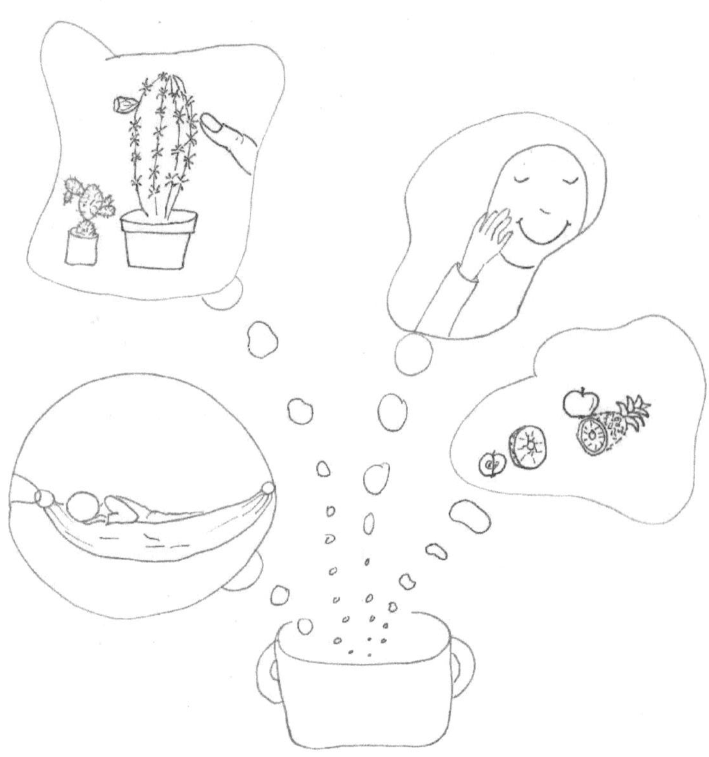

Und da gibt es etwas zu beachten:

Denk mal, Du würdest einen Kaktus streicheln: So einen mit ganz

festen Stacheln. Bei mir steigt gleich die Körperspannung und ich
habe sehr gemischte Gefühle:
Erinnerung an mein Zimmer, als ich 11 Jahre alt war. Ich hatte
Kakteen, und die haben sich so angefühlt. Und eine hat dann mal
plötzlich geblüht und irre geduftet. Überraschende Schönheit!
Dieser Duft! Beim Gießen oder Aufsammeln der Erd-Krümel hab ich
mich oft gepikst, das war ekelhaft. Wenn man flott daran vorbei
streicht, erklingt ein kleines, nettes „Ping". Gemischte Gefühle
eben.

Denk mal, Du würdest in einer Hängematte liegen und auf Wunsch
gewiegt werden. Da öffnet sich in meinem Bauch ein warmes
weiches Gefühl.

Denk mal, Dich würde der Mensch Deines Vertrauens sanft über die
Wange streicheln. Bei mir ziehen sich die Mundwinkel nach oben,
da kann ich machen, was ich will.

Denk mal, Du wüsstest, dass Du gleich Dein Lieblingsessen bereitet
bekommen würdest. Hmmm, leckere Vorfreude.

Also, wenn ich hier auch liegen muss und liegen muss und liegen
muss. Was ich mir dabei denke, kann ich doch auch selber
entscheiden.

Und wenn ich kapiere, was ich dabei fühle, dann kann ich mir nicht
nur Gedanken machen, sondern auch Gefühle machen.

JEA!!!!
Ich habe in diesem Text beim Schreiben gefühlt 100-mal statt
Denken Danken geschrieben. Das gibt mir zu denken.

Übrigens: Gerade ist es mal wieder so weit: Maden-Zustand: also ab
in den Kokon und Nix von außen.
Drinnen mach ich mir Gedanken, also Gefühle. Ja ICH MACHE sie
mir.

14 Auf und Ab -

Ich bin begeisterte Bergwanderin. Am Wochenende 2 Tage laufen, der Blick und der Wind und die Anstrengung räumen den Kopf auf...
Jetzt höre ich die Frage:" Na, geht es langsam bergauf?"
Wie bitte?!
Momentan ist jeder Gang zum Klo ein Berg. Gefühlt geht es dauernd einen Berg hinauf, der nie endet.
O.k. - Ruhig bleiben.
Tatsächlich ging es bei mir in den ersten 4 Monaten im Ganzen stetig besser. Also, es ging „bergauf" - wie man so sagt.
Und dann beschert mir ausgerechnet eine Bergfahrt einen Abschwung.
Das ist doch fies!
Als es mir einigermaßen gut ging, dachte ich, es sei eine gute Idee, auf dem Berg zu sitzen, den Wind, die Aussicht und die Luft mir dort so richtig durch die Seele ziehen zu lassen.
AU JA!
Klar nehme ich die Gondel. Und klar lasse ich meine Freundin rumlaufen, während ich sitze und genieße. Wir buchen 2 Nächte, so kann ich mich jederzeit hinlegen und zurückziehen. Es gibt gute Gespräche und gutes Essen, es geht mir super.
Ein kurzer Weg zur Gondel, Talfahrt... und Crash!
Unten angekommen, habe ich das Gefühl immer weiter zu sinken.
Totale Erschöpfung, Heulen, Zittern, Schmerzen und dieser Frust!
Hallo Crash, Dich kannte ich so noch nicht.
Da ich nicht begreifen will was los ist, lege ich mich nicht sofort ins Bett, sondern mache mir Kaffee, setze mich auf das Sofa und lese ganz viel. Ich fahre auch kurze Strecken wieder mit dem Auto statt mit dem Fahrrad, gehe essen und koche nicht. Aber auch das ist zu viel. Es geht noch weiter herunter.
Sofortige, absolute Ruhe wäre angesagt gewesen.
Der Aufschwung ist mit der Bergfahrt beendet.
Auch nach 9 Monaten hab ich mich von diesem Crash noch nicht erholt.
Mitochondrien sind empfindlich für Höhenveränderung.
Soso, gut zu wissen.
Seilbahnfahren ist anstrengender als Autofahren oder Putzen! Na sowas!
Zumindest für meine Mitochondrien.
Fragt mich bitte nicht, ob es „bergauf" geht!
Da bin ich ein BISSCHEN allergisch!

15 Heißhunger auf Leben

In dieser Phase habe ich keine Schmerzen.
Mit gutem Pausenmanagement kann ich
einmal die Woche 1 Stunde spazieren
gehen.
Und kürzlich war es halt so schön draußen,
und als ich vom Spaziergang kam, hat der Garten gerufen: „Pflege mich!
Schneide hier, zupfe da, jäte dort!" Und ich mach´ dass total gerne, und
ich hab in der Sonne noch ein klitzekleines Bisschen gearbeitet – es war
höchstens ein dreiviertel Stündchen.
Ihr könnt Euch denken, dass eine Rechnung kam.

Nach dem Ausruhen war ich eben nicht ausgeruht. Das heißt: Liegen und
mit mir ringen. Ringen zwischen kritischer Analyse des Zeitmanagements
und dem süßen Nachgeschmack des leckeren Häppchens
„normales" Leben.
Das Zeitmanagement hat mal wieder zu Gunsten von Lebensfreude hier
und jetzt entschieden. Das Leben schmeckt auch einfach zu gut!

Ein Teil der Kunst ist es, wenn ich dann wieder mehr im Minus bin, mich
trotzdem an dem Schönen zu erfreuen, was ich gehabt habe.
Der andere Teil ist es natürlich abzuspeichern, dass ich es das nächste Mal
klüger anstelle.

Manchmal will ich nur herausrufen:

Ich habe Heißhunger auf LEBEN!

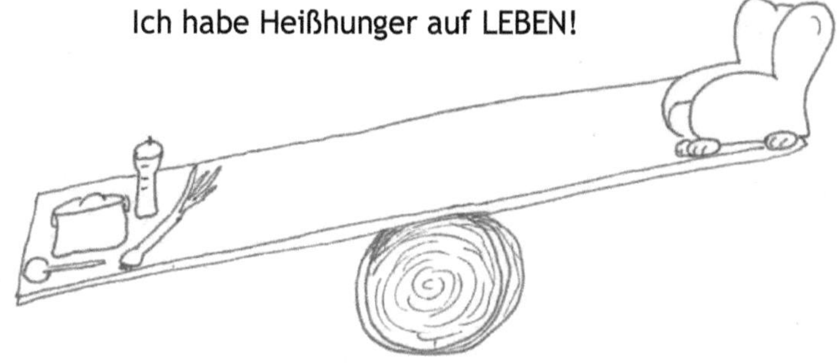

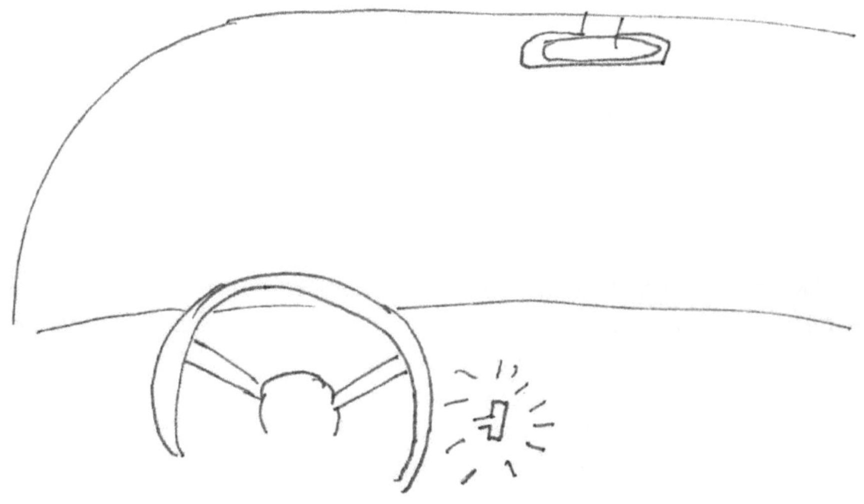

16 Der Choke

Kennt Ihr das noch? Der kleine Hebel im Auto, zum Starten wurde er gezogen und auch zur Leistungssteigerung am Berg. Mir hat das immer gefallen.
Wenn ich beim Skilaufen als Jüngste der Familie nicht mehr so recht mitkam, dann habe ich den Choke gezogen und nochmal etwas draufgelegt. Dann ging wieder ein Stück. Ein gutes Gefühl.

Ich habe mich daran gewöhnt, es genossen. Ich glaube mein Körper macht das schon automatisch.
Oder nennt man das Hormonausschüttung? Funktioniert das bewusst und unbewusst?
Aktuell ist das ziemlich doof, das System ist nämlich durcheinander.

Es fühlt sich jetzt so an, als würde der Choke sehr bald von selber zünden. Und das bemerke ich an einem kleinen Extra Portiönchen Energie. Ja eigentlich ein gutes Gefühl. ABER spätestens jetzt ist es aller höchste Zeit, sofort Pause zu machen. Wirklich SOFORT. Denn alle Energie, die jetzt verbraucht wird, geht doppelt ins Minus.
Die Energieproduktion läuft auf Reserve und greift auf Quellen zurück, die sich gerade erst noch erholen. Ungefähr so muss man sich das wohl auf Zellebene vorstellen.

Im Alltag bedeutet das trotz Pausenmanagement und guter Zeiteinteilung: In dem Moment, wo es wieder etwas mehr läuft und ich mich wohl fühle, muss ich sofort innehalten. Sofort!! Schnell überprüfen, ob das nicht der Choke war. Das braucht Mut. Die Menschen um mich herum verstehen nicht, warum ich unvermittelt meine Tätigkeit - egal welche – unterbreche. Was mich betrifft, ich muss noch mutiger und konsequenter sein.

Im günstigen Falle reichen ein kurzes Hinlegen und Nachspüren, ob dahinter eigentlich die Erschöpfung steht. Dann ist entsprechend zu handeln, also zu Ruhen.

Ich mag den Choke immer noch. Ich muss „nur" mein Feintuning neu einstellen. Wenn ich gut lausche, zeigt er mir, was dran ist.

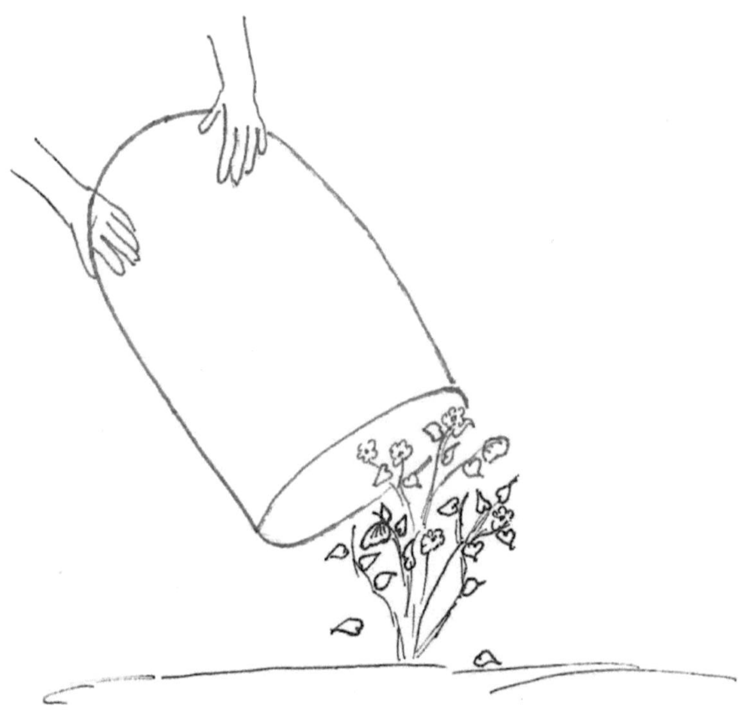

17 Meine Pflanze

Vielleicht ist die Lebensenergie wie eine kostbare Pflanze:
Die Auswahl der Pflanze wurde uns von Anfang an mitgegeben. Da gibt es
robustere und weniger robustere. Es ist natürlich auch entscheidend, auf
welchem Boden sie aufwächst.

Im Weiteren kommt es dann sehr darauf an, wie wir unsere Pflanze
pflegen. Ernähren wir sie gesund, setzten wir sie schlechter Luft aus oder
düngen wir.

Und so werden wir von dieser Pflanze genährt. Besonders nahrhaft und
kräftigend sind die Früchte. Je nach Pflege trägt sie mehr oder weniger
Früchte. Blüten und Früchte kommen gleichzeitig vor. Je reifer die
Früchte geerntet werden, umso mehr Energie haben sie natürlich.
Und da sind noch die Blätter. Sie haben auch Lebensenergie für uns. Es ist
weniger, aber sie sind ebenso lecker.
Einige Blätter müssen von selber abfallen, sie kompostieren sich um den
Wurzelbereich und geben der Pflanze somit Energie zurück.

Bei guter Haltung wächst und gedeiht diese Pflanze so immer weiter und
nährt uns.

Bei mir ist diese Pflanze krank.
Die Früchte reifen verzögert und bleiben klein.
Oft sehe ich nur ein paar zarte Blüten und klitzekleine Knospen. Damit
diese eine Chance haben, dürfen auf gar keinen Fall Blätter geerntet
werden. Das würde sie sehr schwächen. Es ist zuzuschauen, wie die
Blätter sich selber kompostieren. Sie ist mit allem zu düngen, was uns so
einfällt:
Nahrungs-Ergänzung, Meditation, Liebe, Freude, Medizin, Schlaf.

Manchmal stelle ich wie der kleine Prinz eine Glasglocke über meine
Pflanze, damit sie nicht etwa durch stürmische Emotionen oder laute
Musik gestört wird.

Es braucht sehr viel Geduld und Disziplin, die wenige Ernte genauso
einzuteilen und einzusetzen, dass die Pflanze immer weiterwächst, und
stärker und stärker wird und heilt.

18 Puzzle

Oh, das Leben ist so bunt!
Wie ein buntes Wimmelbild in den Kinderbüchern, so kommt es mir vor.
Kennt Ihr das? Da gibt es Szenen, in denen einfach gemeinsam gegessen
wird; dann schläft jemand oder wacht gerade auf. Jemand zieht sich an
oder radelt zur Arbeit. Beim Kochen geht etwas schief, der
Pfannenkuchen landet auf dem Boden, die Katze steht schon naschend
parat. Der Hund büxt aus und die Kinder versorgen fröhlich die
Kaninchen. Beim Einkaufen stößt jemand den Vorderen mit dem
Einkaufswagen an. An der Ampel werden wartende Menschen nass
gespritzt, als ein Lastwagen vorbeifährt.

Mein Leben hat gerade ungefähr diese Szenen: Aufwachen,
Morgenübungen, die Morgentoilette, Frühstück, Aufräumen, Telefonieren,
Putzen, Kochen, Essen, Hausaufgabenbetreuung, Arztbesuch,
Spaziergang, Einkaufen, Essen richten, Abendbrot, Spielen mit der
Tochter, Hund pflegen, Gespräche, Lesen...
Und ich weiß, das sind zahlreiche Motive, viele von uns haben weniger!

Das sind so die wesentlichen Motive. Das klingt vielleicht fade, ist es aber
nicht. Darin sind genauso witzige, überraschende, traurige und lustige
Szenen wie in den Wimmelbüchern.
Und dazwischen: PAUSEN! Diese bedeuten Rückzug, ab in den Kokon, am
besten in einen Raum alleine, leise, flach liegen mit mildem Licht.
Kürzlich war Ferienzeit. Da wird natürlich etwas unternommen. Hierbei
die Pausen einzuhalten ist besonders schwer. Ausflüge auf meine Pausen-
Bedürfnisse auszurichten ist komplex.
Und da kam mir das Bild:
Mein Leben ist wie ein Puzzle, in dem Teile fehlen.
Mitten raus aus dem bunten Treiben – eben dann, wenn ich mich
zurückziehe, dann fehlt ein Teil.
Wir machen z.B. einen Ausflug zum Baden. Ich lege mich mit Abstand
unter einen Baum, Handtuch auf die Augen – Auszeit. Vielleicht hat die
Familie derweil im Wasser getobt.
(Ich liebe das Wasser!) Ich bin nicht dabei.

Wir wollen Essen gehen. Nach dem Speisen lege ich mich eine Runde ins
Auto – Pause. Vielleicht wird gerade dann besonders lustig gescherzt. Es
hilft nichts. Dieses Puzzle Teil bleibt weiß für mich. Es fehlt.
Herrliche Natur, eine schöne Gegend, wir laufen los - bis ich umkehre
oder sitzen bleibe, um Pause zu machen. Der Rest des Weges bleibt weiß
auf meinem Bild.
Und so ist es eben auch im Alltag: Los geht's zum Schwimmen. Ich bin
nicht dabei. Ein cooles Abendkonzert – ohne mich.

Mir geht es so: Ich bin froh, wenn ich einbezogen werde. Wenn man mir
erzählt und wenn meine Tochter mir Fotos zeigt, wo sie war, was sie
erlebt hat (ohne mich). Dann kann ich ein wenig Farbe auf die weißen
Flächen bringen.

Und mir geht es so, dass ich sehr dankbar wahrnehme, dass Stück für
Stück wieder mehr Farbe in mein Puzzle kommt.
Denn noch ist mein Leben wie ein Puzzle, in dem immer wieder
Teile fehlen.

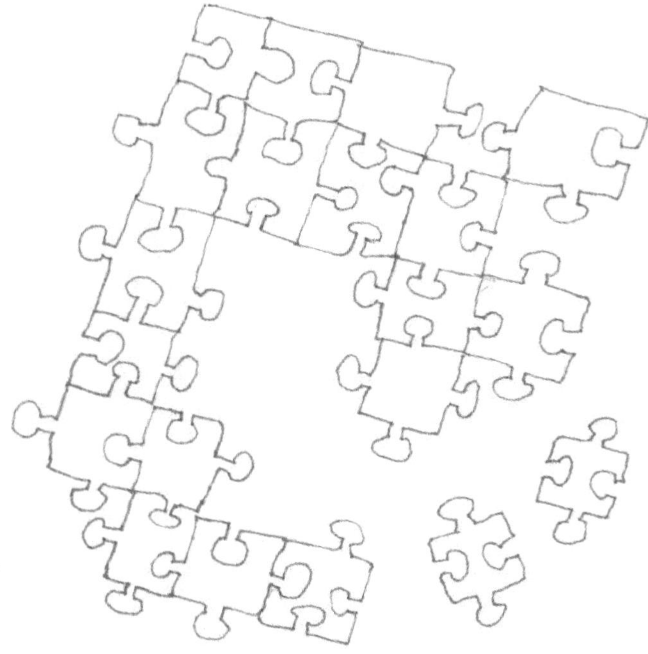

19 Auf den Körper hören

Wenn Freunde versuchen, zu verstehen, wie es mir geht fragen sie oft:
„Ah, dann musst du jetzt mehr auf den Körper hören, oder?“

Ja, aber anders!

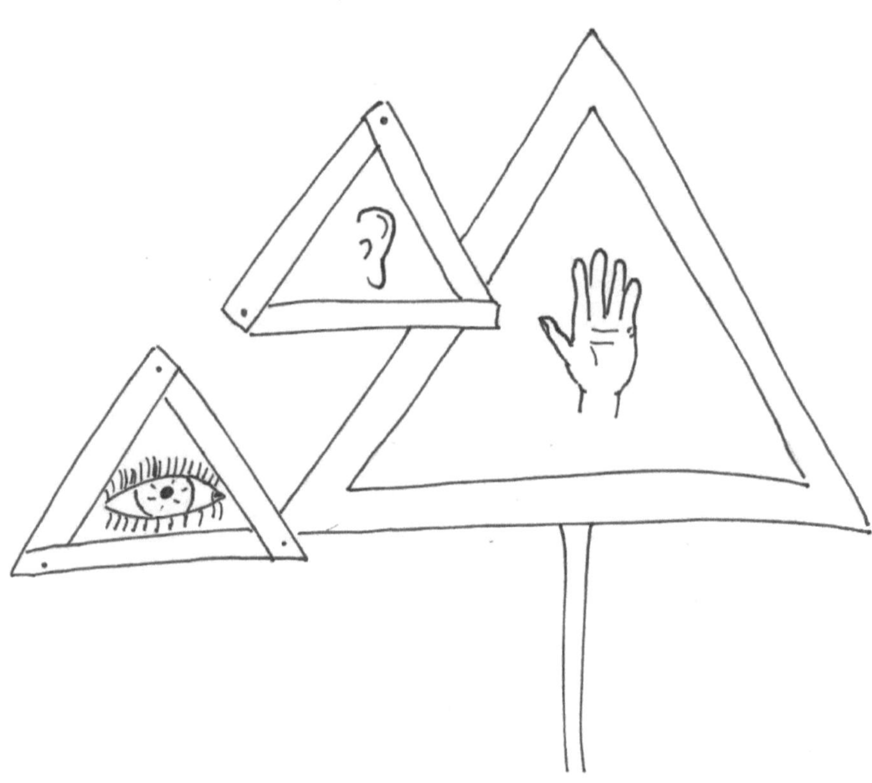

Über der Erklärung habe ich nun lange gebrütet.

Also: Ja, ich muss ganz genau lauschen, was mein Körper mir sagt.
Kleinste Zipperlein muss ich zu deuten lernen.

Ein leichter Schnupfenanflug, Kopfsausen, kalte Hände, Vibrieren,
Bauchweh, Schmerzen usw.., auf so etwas muss ich natürlich sofort
reagieren.

Und wenn ich mich k.o. fühle, dann muss ich natürlich auch sofort
stoppen.

Kniffelig wird es, wenn ich mich gut fühle. Wenn ich nämlich denke, es
ginge mir so richtig gut, dann muss ich auch s-o-f-o-r-t stoppen. Das ist
dann das untrügliche Zeichen, dass mein Choke gezündet hat und ich
dabei bin, mein Energiekonto definitiv zu überziehen.
Auch wenn das wunderbare Adrenalin mir ein paar unbeschwerte
Momente beschert, diese muss ich unverzüglich unterbrechen.

Meine persönliche Signalskala läuft momentan ungefähr so:
kalte Hände → leichte Übelkeit → dumpfer Kopf → reduziertes Denken
→ leichtes, inneres Beben → kribbeln im Gesicht → Schmerzen in den
Händen

Danach würde - glaube ich - der Choke gezogen. Das weiß ich nicht
genau, denn wenn das so ist, dann hab ich ja die Vorstufen nicht
mitbekommen. Irgendetwas hat mich fasziniert, begeistert, abgelenkt.
Dann merke ich es (hoffentlich) wenn er gezündet ist, und es plötzlich so
schön läuft.

In Kurzform:
Alle Kleinigkeiten müssen registriert werden und vor allem die
energievollen Empfindungen neu zu deuten gelernt werden.

Im Alltag heißt das (noch?) für mich, dass ich viel mit der Uhr regele, um
es erst gar nicht zu Körpersymptomen kommen zu lassen.

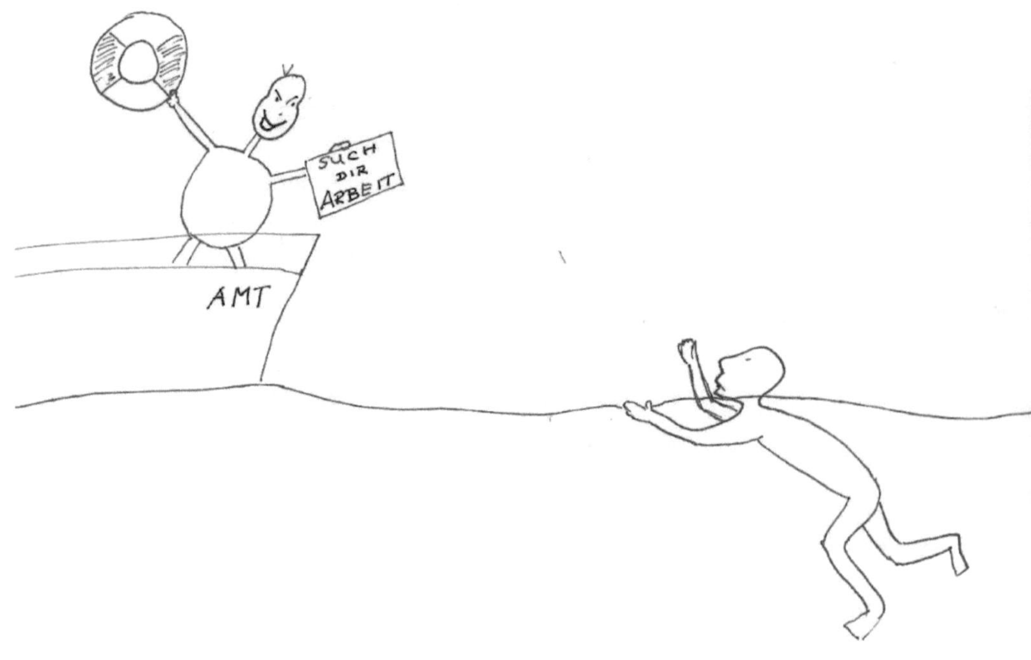

SUCH DIR ARBEIT
AMT

20 Schwimmen!

Ahh, schwimmen im Meer des Lebens.
Ich bin eine einigermaßen geübte Schwimmerin und schwimme gern. Mit
Atemtechnik, Schweben, „toter Mann", Tempo und Ausdauer spiele ich
gern. Tauchen, Schnorcheln, Spazieren schwimmen...

Seit über 2 Jahren kosten mich die Schwimmbewegungen sehr viel Kraft.
In echt und im Leben. Eine unsichtbare Schwere zieht mich ständig nach
unten. Ohne die Hilfe meiner Familie würde ich, glaube ich, unter gehen.

Mit Hilfe, Geduld, Ausdauer und Willenskraft schaffe ich es, meine Nase
so gerade über Wasser zu halten. Viel „toter Mann", viel Schweben, sehr
viel Atemtechnik... Und trotzdem sinke ich oft ab und komme schwer
atmend wieder nach oben.

Dank eines „GUTachtens" soll ich nun 3-6 Stunden am Tag einer leichten
Arbeit nachgehen.

!!!!!!!!!!!!?!?!?!?!?!?!?!?!?!?!?!?!!!!!!!!!!!!

In den paar Momenten, wo ich die Nase stabil über Wasser habe, soll ich
Krafteinheiten verbrauchen, um dem Arbeitsamt zu zeigen, dass ich keine
Simulantin bin.

Allein der Gedanke lässt mich

gaaaanz

tief

sinken.

21 Olympiade

1. Disziplin: Lachen

Ziel: ein befreiend herzliches Lachen im 30 Sekunden Rhythmus, längste Dauer gewinnt.

Bedingung: keine Erschöpfung danach, gemessen und entschieden wird folglich erst nach 48 Std.

2. Disziplin: Kartoffeln schälen

Ziel: 2 kg Kartoffeln roh schälen, 30 Sekunden Rhythmus, schnellste Ergebnis zählt.

Bedingung: keine Erschöpfung danach, gemessen und entschieden wird folglich erst nach 48 Std.

3. Disziplin: Streiten

Ziel: Konfliktbewältigung mit externem Aggressor bei konstantem Puls unter 100.

Bedingung: keine Erschöpfung danach, gemessen und entschieden wird folglich erst nach 48 Std.

4. Disziplin: Disziplin

Ziel: Einhalten der jeweils zur Verfügung stehenden Krafteinheiten, dabei Berücksichtigung der Alltagsbewältigung, sowie der 100%tigen Fokussierung auf Heilung.

Bedingung: keine Erschöpfung danach, gemessen und entschieden wird folglich erst ....

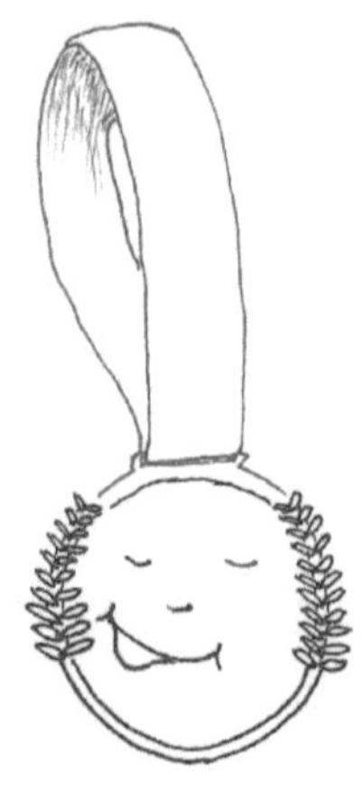

... weiß ich auch nicht....

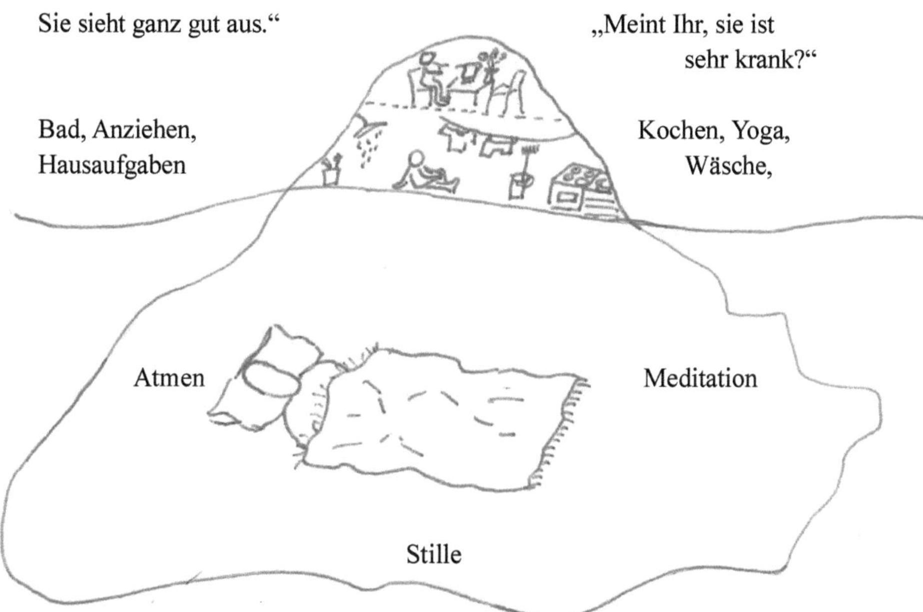
Sie sieht ganz gut aus."
„Meint Ihr, sie ist
sehr krank?"
Bad, Anziehen,
Hausaufgaben
Kochen, Yoga,
Wäsche,
Atmen
Meditation
Stille

Go	NO GO
Pacing	Stress (Zeitdruck, Erfüllungsdruck, Probleme mit xy)
Freude	„nach Gefühl gehen"
wahre Freunde	geographische Höhe
Reflektion	Zucker
Nahrungs-Check	„funktionieren müssen"
Nahrungsergänzung	Lärm
Selbstkontrolle / Tagebuch / Listen	Gleichzeitige Reize (2 Gespräche, Reden + Musik/TV)
Finanzen regeln	Sport
Umgebung regeln	Signale übergehen
Verständnisvolle*r Ärzte	Alkohol/ Kaffee/ Tee
Hirntraining (Sudoku, GO,…)	Verspätungen

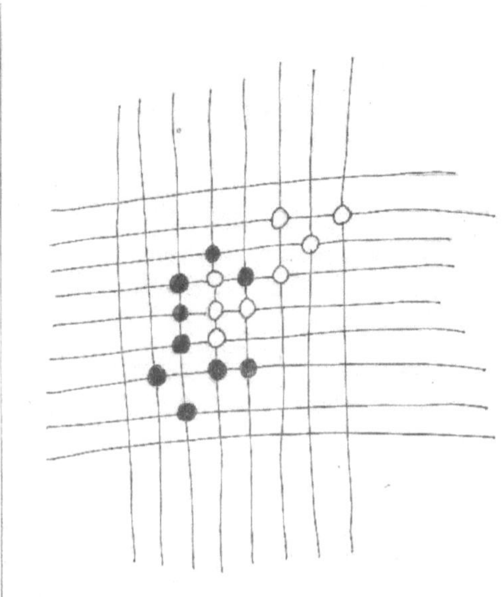

24 Was mir wirklich geholfen hat und noch hilft

Ich denke, Jeder hat andere Essenzen in seinem Zaubertrank, bei mir sind
es diese:

Familie + Freunde
Die Familie hält 100% zu mir. Sie haben mir immer geglaubt! Zwar gab es
Staunen und Nachfragen, aber ich wurde / werde respektiert. Ebenso die
Freunde.
Außerdem haben alle, besonders in meinem Haushalt, die Mehrarbeit
klaglos übernommen. Danke!

Trancen aus dem Netz
In der Phase, wenn das erste viele Schlafen vorbei ist, Aufstehen aber
nicht funktioniert, haben mir die Trancen geholfen beim Rumliegen locker
zu werden, loszulassen.
Mit ihrer Hilfe war ich zeitweise fast schmerzfrei und ich konnte
Entspannen und Wachsein besser unterteilen.

Auch nachts habe ich mir das Handy zur Seite gelegt (sonst hat es seinen
festen Platz im Flur). So konnte ich auch um 3 oder 4 Uhr, wenn das
Wachliegen begann, mit Hilfe von EinschlafTrancen Ruhe verschaffen.

Tagesstruktur
Dank meiner Familie habe ich mich zu regelmäßigen Wach- und Essens-
Zeiten gezwungen.
Das hat mir gutgetan. Ich habe ein kleines Bisschen am Leben
teilgenommen.

TCM
Ein erfahrener TCM-Arzt hat mich unterstützt. Die Akupunktur hat zu
Ruhe, Schmerzlinderung und Kraft geführt. Die Tees haben gewärmt und
ausgleichend gewirkt.
Die Gespräche haben gutgetan. Ich wurde ernst genommen und es gab
Hoffnung.

Qi Gong

Ebenfalls kostenfrei aus dem Netz habe ich wunderbare Qi Gong Übungen
gefunden. Sogar extra für Long Covid zugeschnittene Übungssequenzen
gibt es. Das hat mich entspannt und belebt. Eine Anbieterin beschreibt
sich selber als von Long Covid genesen, das gibt Hoffnung.

Yoga

Yin Yoga Übungen, die für mich hauptsächlich das Dehnen und Loslassen
brachten, waren klasse. Ich konnte / kann etwas tun und fühle mich
danach besser. Selbstwirksamkeit zu erleben, tut essenziell gut.

Physiotherapie

Zunächst die Cranio Behandlungen, auch diese haben zur Ruhe gebracht,
Spannungen ausgeglichen.
Später die Trainings-Therapie. Es wurde die Baseline gefunden, und von
der begleitet Schritt für Schritt aufgebaut. Diese Betreuung hat gutgetan.
Die Botschaft war: Es gibt einen Weg und wir gehen ihn gemeinsam.

Die Community

Selbsthilfegruppen und betroffene Freundinnen, mit denen ich
Erfahrungen austauschen konnte. Das Verstehen ohne zu viele Worte. Das
war / ist super wertvoll.

Tagebuch / Tabellen

Es gibt zahlreiche Vorschläge dazu im Netz. Ich bin der Meinung, Jeder
muss sich seine Strukturen selber benennen. Ich führte meine Tabellen
die ersten Monate stundenweise. Später waren es nur noch 2-mal täglich
Prozentangaben zu Kraft, Schmerz, Psyche, Konzentration.
Mich dabei selber zu beobachten, war absolut wichtig. Ganz, ganz, ganz
langsam entstand ein Verstehen der Zusammenhänge dessen, was ich
getan habe, und wie es mir 2 Tage später geht.

Ernährung

Ich schätze es sehr, dass ich mir das Essen bereiten kann, was mir
bekommt, was ich lokal und saisonal aussuchen kann, und was ich mir nun
auch selber bereiten kann.
Ich habe Einiges umgestellt.
Ich esse 100 % vegetarisch, 70% vegan und verzichte auf Teein,
Koffein und Alkohol.

Meine Geschichte

Im Februar 2022 hab ich mich mit Corona infiziert. So arg doll war es nicht mal. Mein Partner war zuerst dran. Wegen der Quarantäne durfte meine Tochter nicht in die Schule. Keine Karnevalsparty! Dann war sie dran, kein Skiurlaub! Dann war ich dran. Da eh Ferien waren, entschied ich mich dafür im Bett zu bleiben, statt in der Kälte vor der Arztpraxis zu warten, um einen PCR-Test zu machen. Fehler! Ohne PCR-Test keine Studienteilnahme. Da reicht der doppelte Strich nicht aus. Aber wer rechnet schon mit sowas. Ich war recht schnell durch und testete mich frei. Nach einem weiteren Regenerations-tag trafen wir uns doch noch mit den Großeltern, die den Skiurlaub alleine bestritten hatten. Entspannt auf den Berg gondeln, ein Mal frische Luft schnappen, das tut Seele und Körper gut. Dachte ich. Fehler!
Die Höhenluft (oder was auch immer) lockte den Herpes hervor. 2 Wochen Bett, Umzug aufs Sofa, aber irgendwie kam die Kraft nicht zurück.

Ich möchte jetzt Niemanden mit Symptomaufzählungen langweilen. Ich denke, das Spektrum ist hinreichend bekannt oder an anderen Stellen notiert. Da ich eine sehr gute Freundin habe, die schon damals seit 6 Jahren von ME/CFS betroffenen war, hatte ich früh eine gute Ratgeberin. Sie warnte mich vor der Überlastung und gab mir wertvolle Tipps. Bis in den Juli schaffte ich so eine gewisse Stabilität. Ich wagte einen Arbeitsversuch, der aber leider auch scheiterte. Ich schaffte es, 30 Minuten über die Autobahn zur Arbeit zu fahren, dort nach einer Liegepause 2 Stunden zu arbeiten und nach einer weiteren halben Stunde Liegepause, wieder nach Hause zu kommen. Das habe ich in 3 Wochen 6-mal hinbekommen. So gerade...

Wie mein Leben vorher war? „Normal" ha, ha. Meine Tochter war 10 Jahre alt, der Hund 2, die Hasen 1 Jahr. Ich arbeitete halbtags und gab gelegentlich Abendkurse. Mein Partner hatte seine Arbeit reduziert. Die Arbeit zu Hause haben wir uns gut geteilt. Ich koche, gärtnere, denke und tanze gern, liebe die Berge, mache Urlaub mit Rad und Zelt... Gut, meine Interessen, all die Möglichkeiten, die uns offenstehen und was ich alles gerne machen würde, das passt sowieso nicht in ein ganzes Leben - hab ich immer gesagt - jetzt schon gar nicht mehr.

Der Geist ist schnell, hüpft von Idee zu Idee, da hinkt die Realität manchmal hinterher.

Jetzt hilft mir dieser Geist. Beim vielen Liegen habe ich mich oft selber „an den eigenen Haaren aus dem Sumpf gezogen".

Nach circa 4 Monaten habe ich begonnen, meine Gedanken aufzuschreiben, weil ich dachte, das kann vielleicht auch anderen Menschen Mut machen.

Mit der Gesundheit ging das dann leider trotz vielen Erholungsfortschritten immer wieder im Rückwärtsgang. Trotz bestem Bemühen, viel Recherche und Therapieversuchen haben mich die Crashs in Summe nach unten geschraubt. Irgendwo schreibe ich davon, einen Kranz zu binden, das ist derzeit undenkbar, die Finger schmerzen so schnell. Das Arbeiten an diesen Texten geschieht im 15 Minuten Takt. Also alle 15 Minuten gibt es mindestens 15 Minuten Pause (Atmen, Stille...)

Ich beneide mittlerweile mein Handy. Immer wenn ich es nach einiger Zeit von der Steckdose hole, zeigt es 100%. Wow. Mir fällt es gar nicht mehr so leicht, mich zu erinnern, wie ich mich fühle, wenn mein Akku bei 100% ist. Zuerst war da der Versuch, auf einem Berg Energie zu tanken. Das wollten meine Mitochondrien nicht. Eine langwierige Zahnentzündung, Implantat, Kündigung des Hauses, Wohnungssuche, Umzug, unfassbare Arztbegegnungen und eine aktivierende Reha, das waren so die Meilensteine meines Abstiegs. Jedes Mal dauert die Erholung länger und der Level bleibt kürzer stabil.

Wie ich von Anfang an wusste, ist die Gesundung leichter, je früher man die Kurve kriegt. Ich sehe es so, dass ich an einigen Wegkreuzungen Pech hatte. An anderen Stellen habe ich wieder Glück. Mein ganz persönliches Glück ist z.B., dass ich täglich das auf dem Tisch haben kann, was ich mir wünsche. Das Angebot in unserem Land ist unfassbar groß und gut, mein Partner versorgt mich bestens damit, und fast immer reicht mir die Kraft, es zuzubereiten.

Was ich gerade (wieder :-)) lerne ist, meine Hummeln zu zähmen. Netterweise nennt es mein Heilpraktiker einen hohen Dopaminspiegel (von wegen Depression, pah!). Ich nenne es die „Hummeln im Po", diese überstimmen immer wieder unbewusst die klar vorgenommene Baseline. So ist das eben.

Ich habe bei 3 Banken ein Konto mit jeweils einem großzügigen Kreditrahmen. Bei der Gesundheit kann ich mir absolut nichts leisten. Das Kraftkonto überziehen ?!? pah! Im Gegenteil...

Klar habe ich viele dunkle Tage, aber ich kenne Menschen, die so gute

Fortschritte gemacht haben. Das inspiriert mich, und ich bleibe trotzig optimistisch.

Als ich circa 5 Jahre alt war, hatten bei uns alle Kinder im Umkreis die Windpocken. Ich war als Letzte pünktlich vor dem anstehenden Urlaub fällig. Meine Mutter hat mir erzählt, dass ich so stark gesund bleiben wollte, dass ich als Einzige verschont geblieben bin. Ob das echt der Wille war. Mir gefällt der Gedanke. Mein starker Wille wird mich jedenfalls unterstützen.

Und mit Hilfe dieses Willens habe ich mich nun immer wieder an die Fertigstellung dieser Texte gemacht. In kleinen Häppchen. Meine größte Freude wäre es, wenn die Bilder Euch ein Grinsen entlocken, oder ein Lächeln. Wenn Ihr Euch gesehen fühlt und wisst, keiner ist alleine. Auch, wenn es sich oft sehr danach anfühlt. Und wenn Ihr, die Ihr Menschen kennt, die sich mit dieser Krankheit plagen, wenn Ihr Euch traut sie anzusprechen, sie fragt, ob ihnen das genauso oder anders geht.
Denn so geht die Geschichte etwas heller weiter. Und das Licht brauchen wir! Nicht nur für das Vitamin D......

Dank

Danke meine tolle Familie, dass ich Euch habe und Ihr genauso
seid, wie ihr seid.
Danke mein Partner, dass Du mich unterstützt, wo und wie Du
kannst, mich mit Leckereien versorgst und oft genug meinen Unmut
erträgst.
Danke meine Tochter, dass Du Deinen Weg gehst, mich als „auf dem
Sofa-Mami" annimmst und immer wieder Aufgaben übernimmst.
Danke meine Schwester, dass wir eine so wunderbare Beziehung
haben.
Danke meine Eltern, dass ihr neugierig bleibt, dass ihr Eure
Bedürfnisse sofort hinten an stellt für mich, dass ihr an mich glaubt
und mich unterstützt.

Danke meine tollen Freunde, dass Ihr zu mir haltet, mich besucht,
mir schreibt, auch nach Jahren und auch, wenn aus der „alten
Heike" nun so eine doch andere Heike geworden ist. Danke, dass
ihr den Kern erkennt und bei mir bleibt, auch wenn ich so viele
Dinge, die uns verbunden haben, gerade nicht tun kann.

Danke meine „private Korrekturleserin" für Dein geduldiges Finden
von diesen vertrackten Komma- und Schreibfehlern und für Deine
ermutigende Begeisterung.

Danke an alle Mediziner und medizinische Hilfsberufe, die mir offen
begegnen, zu hören und sich in ihrer Freizeit fortbilden, um doch
noch eine Idee zu haben, wie man helfen könnte. Danke, dass es
immer welche gibt, die ihre Menschlichkeit in diesem so harten
System behalten haben.